DES
VERTUS THÉRAPEUTIQUES
DE
LA BELLADONE.

AUTRES OUVRAGES DU MÊME AUTEUR.

THÉRAPEUTIQUE APPLIQUÉE, ou Traitements spéciaux de la plupart des maladies chroniques. Quatrième édition, revue, corrigée et notablement augmentée. Un vol. in-8°.
> Chez Mme Ve Poussielgue-Rusand, rue Saint-Sulpice, 23, à Paris.
> Et chez Baillière, rue Hautefeuille, 19, à Paris.

ESSAI analytique et synthétique sur la Doctrine des Éléments morbides considérés dans leur application thérapeutique. Un fort vol. in-8°.
> Chez J.-B. Baillière, rue Hautefeuille, 19, à Paris.

PRÉCIS DE PHYSIOLOGIE HUMAINE, pour servir d'introduction aux études de la philosophie et de la théologie morale, suivi d'un *Code abrégé d'hygiène pratique*. Ouvrage spécialement destiné au clergé et aux séminaires. Seconde édition, revue, corrigée et augmentée. Un fort vol. in-8°.
> Chez Mme Ve Poussielgue-Rusand, rue Saint-Sulpice, 23, à Paris.

EXAMEN de la question de l'Opération césarienne posthume, ou du Baptême des enfants, dont les mères meurent avant la parturition. Cette question est examinée aux points de vue légal, médical, théologique, moral et social. Opuscule in-8° destiné aux prêtres et aux médecins.
> Chez Mme Ve Poussielgue-Rusand, rue Saint-Sulpice, 23, à Paris.

ESSAI PHILOSOPHIQUE sur l'influence que le régime alimentaire peut exercer sur la civilisation, les mœurs, l'éducation, la politique, la guerre, chez les différents peuples du globe. Un vol. in-8°.
> Chez Mme Ve Poussielgue-Rusand, rue Saint-Sulpice, 23, à Paris.

DU SUICIDE considéré aux points de vue philosophique, religieux, moral et médical, suivi d'un Traité sur le duel. Un vol. in-8°.
> Chez Mme Ve Poussielgue-Rusand, rue Saint-Sulpice, 23, à Paris.

ÉTUDE DE LA MORT, ou Initiation du prêtre à la connaissance pratique des maladies graves et mortelles; et de tout ce qui, sous ce rapport, peut se rattacher à l'exercice difficile du saint ministère. Ouvrage spécialement destiné aux ecclésiastiques qui ont charge d'âmes. Un fort vol. in 8°.
> Chez Mme Ve Poussielgue-Rusand, rue Saint-Sulpice, 23, à Paris.

PENSÉES D'UN CROYANT CATHOLIQUE, ou Considérations philosophiques, morales et religieuses sur le matérialisme moderne et divers autres sujets, tels que l'âme des bêtes, la phrénologie, le suicide, le duel et le magnétisme animal. Troisième édition, notablement augmentée. Un fort vol. in-8°.
> Chez Mme Ve Poussielgue-Rusand, rue Saint-Sulpice, 23, à Paris.

LE PRÊTRE ET LE MÉDECIN DEVANT LA SOCIÉTÉ. Un fort vol. in-8°. Tous les devoirs des médecins y sont exposés.
> Chez Mme Ve Poussielgue-Rusand, rue Saint-Sulpice, 23, à Paris.

ESSAI SUR LA THÉOLOGIE MORALE, considérée dans ses rapports avec la physiologie et la médecine. Ouvrage spécialement destiné au clergé. Quatrième édition, revue, corrigée et notablement augmentée. Un fort volume in-8°.
> Chez Mme Ve Poussielgue-Rusand, rue Saint-Sulpice, 23, à Paris.

MOECHIALOGIE, ou Traité des péchés contre les sixième et neuvième commandements du Décalogue, et de toutes les questions matrimoniales qui s'y rattachent directement et indirectement; suivi d'un Abrégé pratique d'Embryologie sacrée. Ouvrage mis à la hauteur des sciences physiologiques, naturelles, médicales et de la législation moderne. Ce livre est exclusivement destiné au clergé. Un fort vol. in-8°. 2ᵉ édition, revue, corrigée et considérablement augmentée.
> Chez Mme Ve Poussielgue-Rusand, rue Saint-Sulpice, 23, à Paris.

THÉORIE BIBLIQUE sur la Cosmogonie et la Géologie. Doctrine nouvelle fondée sur un principe unique et universel puisé dans la Bible. Un vol. in-8°.
> Chez Mme Ve Poussielgue-Rusand, rue Saint-Sulpice, 23, à Paris.

LE SALUT DE LA FRANCE. Brochure in 8°.
> Chez Mme Ve Poussielgue-Rusand, rue Saint-Sulpice, 23, à Paris.

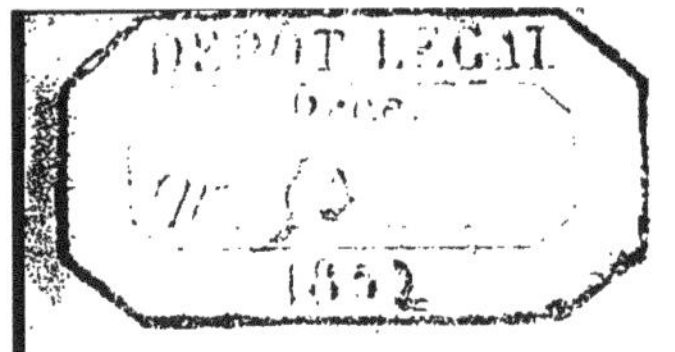

DES

VERTUS THÉRAPEUTIQUES

DE

LA BELLADONE,

PAR LE DOCTEUR DEBREYNE.

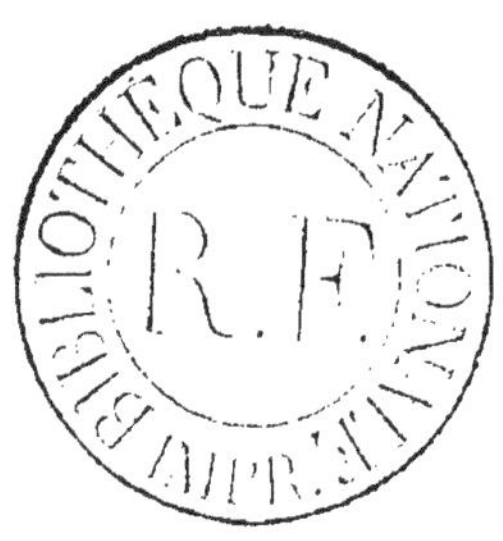

Res, non verba quæro.

PARIS,

Chez J.-B. BAILLIÈRE, LIBRAIRE DE L'ACADÉMIE DE MÉDECINE,
rue Hautefeuille, 19.

LONDRES,

Chez H. BAILLIÈRE, Regent-Street, 219.

1852.

AVANT-PROPOS.

Les trois plus puissants agents thérapeutiques de tout le règne végétal sont, pour nous, le quinquina, l'opium et la belladone.

Cette dernière, la belladone, de toutes les plantes médicinales de l'Europe, est, pour nous, la plus utile, et par nous la plus employée depuis plus de trente-sept ans.

Mais, suivant le titre de cet ouvrage, nous ne devons parler que de la fameuse solanée qui remplit aujourd'hui le monde entier de sa grande renommée et de ses brillants succès.

La belladone est pour la thérapeutique une ressource immense et toute moderne. Qui, en France, il y a quarante ans, employait ce précieux végétal ? Personne. On ne le trouvait que dans quelques jardins botaniques, de même qu'on y rencontre les plantes vénéneuses, comme pur objet de science ou de curiosité.

Nous avons commencé à employer la belladone dès l'année 1815, grâce à un pied de cette solanée célèbre, que nous trouvâmes alors par hasard dans un jardin inculte. Sans cette circonstance fortuite, très-importante pour nous par ses suites, nous eussions été privé d'une très-grande ressource dans la plupart des maladies nerveuses, vu que, nous le répétons, la belladone, à cette époque, n'avait point encore pris rang dans la matière médicale, et qu'elle ne se trouvait point encore dans les officines, au moins en France.

Il résulte donc, de ce simple aperçu, qu'il est très-important, et beaucoup plus qu'on ne pense communément, que les médecins possèdent au moins quelques connaissances pratiques de la flore française; car enfin, il faut le dire, la plupart des médecins de nos jours dédaignent beaucoup trop l'étude si intéressante de la botanique.

Ce travail est divisé en trois chapitres. — Dans

le premier, nous présentons un exposé abrégé de l'histoire naturelle de la belladone, de ses effets physiologiques, ou plutôt pathogéniques, et de ses effets toxiques. — Le second chapitre traite avec détail des vertus thérapeutiques de la belladone, et fixe sur ce point à peu près l'état actuel de la science, en ce sens, du moins, que nous rapportons tout ce que nous avons observé par nous-même, depuis plus de trente-sept ans, sur la puissance thérapeutique de la belladone, et tout ce que nous avons pu recueillir d'important de l'observation des médecins nationaux et étrangers. Nous faisons suivre ordinairement ces nombreuses observations de quelques réflexions et appréciations thérapeutiques. — Enfin, le troisième chapitre a pour objet les principales préparations pharmaceutiques de la belladone, sa matière médicale, sa thérapeutique et sa posologie.

Nota. Nous avons proposé un traitement nouveau contre le choléra asiatique et la rage déclarée et confirmée, qui consiste dans l'emploi simultané de la belladone et du mercure. Cette méthode combinée, particulièrement dirigée contre la rage, est déduite de la pratique des plus célèbres médecins du dernier siècle, avec des modifications toutefois, qui lui donnent un caractère de nouveauté en harmonie avec l'état actuel de la science.

DES
VERTUS THÉRAPEUTIQUES
DE
LA BELLADONE.

CHAPITRE PREMIER.

HISTOIRE NATURELLE DE LA BELLADONE. — SES EFFETS PHYSIOLOGIQUES. — SES EFFETS TOXIQUES, ETC.

§ I.

CARACTÈRES BOTANIQUES.

La belladone (*atropa belladona*), de la famille des solanées, de Jussieu, et de la pentandrie monogynie, de Linnée (1), est une plante vivace, indigène, qui croît assez communément dans les décombres et dans les bois. Sa tige est herbacée, verte, cylindrique, dressée, dichotome et rameuse; elle s'élève à la hauteur d'un mètre et da-

---

(1) Le nom de belladone, *bella dona,* en italien *belle dame,* vient de l'usage qu'en faisaient autrefois les dames d'Italie : elles tiraient de son suc ou de son eau distillée une espèce de cosmétique pour se laver la figure, lors-qu'elles avaient trop de couleur.

vantage (de deux à quatre pieds). Ses feuilles sont pétiolées, alternes ou géminées; elles sont grandes, ovales, aiguës, d'un vert foncé. Cette plante fleurit pendant les mois de juin, de juillet et d'août. Ses fleurs sont solitaires, grandes, pédonculées, pendantes et axillaires, rarement géminées, d'un rouge vineux, d'un pourpre obscur, ou d'un rouge brun, ferrugineux; le calice, qui est persistant, offre cinq divisions aiguës et profondes; la corolle est campaniforme, à cinq lobes arrondis. Les étamines, au nombre de cinq, sont insérées sur la corolle; les filets, velus à leur base, sont courbés en dedans; les anthères biloculaires arrondies et s'ouvrant par deux fentes longitudinales. Le pistil s'élève sur un disque jaunâtre; il se compose d'un ovaire surmonté d'un style filiforme; le stigmate, aplati, est légèrement bilobé. Le fruit est une baie arrondie, légèrement aplatie, cérasiforme, verte d'abord, et plus tard, à l'époque de sa parfaite maturité, d'un noir violacé. Le fruit, embrassé par le calice, présente deux loges qui contiennent un suc violet et sucré avec un grand nombre de graines réniformes.

§ II.

APPRÉCIATION DE LA LOI DES SEMBLABLES.

Pour mieux apprécier les vertus thérapeutiques de la belladone, nous pensons qu'il est né-

cessaire ou du moins très-utile de présenter ici
un court exposé des effets physiologiques et toxiques de la célèbre solanée, ne fût-ce que pour
donner lieu à l'application du principe : *Similia
similibus curantur*. Nous verrons, en effet, dans
le cours de ce travail, des dilatations mydriasi-
ques de la pupille guéries, et même subitement,
par l'application directe de la belladone. Nous y
verrons surtout traités avec succès une foule de
mouvements spasmodiques, convulsifs, simples
ou épileptiformes et hystériformes, des tremblements partiels ou généraux, des mouvements in-
solites des bras, des mains et des doigts; en un
mot, de nombreux accidents d'épilepsie, d'hystérie, de chorée, etc. Or, tous ces accidents sont
souvent, comme on sait, déterminés par l'action
toxique de la belladone; et, par le grand principe
homœopathique, ou la *loi des semblables, similia
similibus*, on les modifie très-favorablement par
notre héroïque solanée. C'est ce que les homœopathes (qu'on nous pardonne ici cette citation
homœopathique) appellent la *pathogénésie* de
la belladone, qui n'est autre chose que l'ensemble
des phénomènes que la belladone produit sur
l'homme sain. Les effets physiologiques et *pa-
thogénésiques* de la belladone sont donc parfaitement identiques. C'est pourquoi nous préférons
le mot *pathogénique* à celui de *physiologique*,
quand il s'agit d'exprimer les phénomènes pro-

duits sur l'homme sain; car ces phénomènes ne constituent pas un état physiologique.

Il serait surtout curieux d'essayer la belladone contre le délire nerveux, gai et jovial, qu'elle détermine si souvent chez les enfants qui se laissent séduire par l'appât de la couleur, de la forme et de la saveur des baies de cette plante redoutable.

Maintenant, comment apprécier cette fameuse *loi des semblables, similia similibus curantur?* quelle est sa valeur, sa puissance, son attribut, sa fin? La chose est simple et facile, suivant les homœopathes. Un médicament produit dans l'homme sain certains effets ou certains symptômes, sur tel appareil, tel organe, ou telle fonction. Lors donc que cet appareil, cet organe sera malade, ou que cette fonction sera troublée, vous n'aurez qu'à employer cet agent médicamenteux qui agit naturellement sur eux, qui exerce sur eux une action spéciale et élective par laquelle il doit les guérir ou les modifier favorablement. C'est à peu près comme la *méthode substitutive* par laquelle on guérit une inflammation ou une maladie par une autre, méthode qui est connue et pratiquée depuis un grand nombre de siècles.

§ III.

EFFETS PHYSIOLOGIQUES DE LA BELLADONE.

Nous entendons ici par *effets physiologiques* des phénomènes non toxiques qui ne troublent pas notablement les fonctions de l'économie, comme, par exemple, un sentiment de sécheresse, de constriction de la gorge, du pharynx et de la bouche, déglutition plus ou moins difficile, dilatation des pupilles, trouble dans la vue, embarras de la tête, céphalalgie légère et momentanée, vertiges et éblouissements passagers et autres effets analogues. Ces accidents, légers et fugaces, supposent que la belladone n'a été donnée qu'à une dose faible et non toxique.

§ IV.

EFFETS TOXIQUES DE LA BELLADONE.

Ici les effets sont beaucoup plus prononcés et les accidents plus graves, parce que la belladone a été prise à plus haute dose ou à dose toxique. Ce sont ordinairement les fruits qui produisent l'intoxication, c'est-à-dire les accidents très-variables qui constituent l'empoisonnement. Cet empoisonnement n'est pas du tout rare; on peut même avancer que la belladone, les champignons vénéneux et la petite ciguë (*œthusa cynapium*) sont les trois végétaux qui, en général, causent le plus d'empoisonnements en Europe : le premier comme fruit, le second comme aliment, et le troisième comme condiment.

Les propriétés toxiques de la belladone sont dues à un principe découvert par Brandes, et connu depuis sous le nom d'*atropine*, qui s'y trouve mêlé à un excès d'acide malique. De toutes les parties de la belladone, la racine est celle qui en contient le plus, puis les tiges et les feuilles ou les parties vertes, et enfin les fruits. La racine est donc la partie la plus active de la plante, et on verra plus loin que l'expérience thérapeutique paraît confirmer la vérité de cette proposition. Mais venons aux effets toxiques de la belladone, que nous ne pouvons mieux faire connaître qu'en présentant un exposé abrégé des empoisonnements qu'elle a déterminés.

Il est certain qu'un homme peut manger quelques baies de belladone sans danger.

M. Gigault, médecin à Pont-Croix (Finistère), écrivait, en 1828, à l'Académie de médecine, que, dans le pays qu'il habite, les paysans mangent souvent des baies de belladone, qu'ils appellent *guignes de côtes;* souvent il a vu des accidents d'empoisonnement, mais jamais ils n'ont été suivis de la mort. Voici cependant des faits qui paraissent déposer contre cette innocuité des *guignes de côtes* prises à petites doses.

On lit dans Valmont de Bomare ce qui suit : « De deux jeunes gens qui, dans le jardin des plantes de Leyde, mangèrent deux ou trois de ces baies, l'un mourut le lendemain, et l'autre fut très-mal. On est d'abord attaqué d'un délire court ; on fait des éclats de rire et différentes gesticulations même audacieuses, ensuite on tombe dans une véritable folie ; après cela dans une stupidité semblable à celle d'une personne ivre furieuse et qui ne dort pas ; enfin l'on meurt. On trouve dans le *Recueil périodique de médecine,* août 1739, une observation remarquable au sujet de deux jeunes filles qui furent frappées de manie et des symptômes précédents, pour avoir mangé deux à trois baies de morelle furieuse (belladone), et qu'un médecin guérit par l'usage de l'émétique en lavage ». (*Dict. d'hist. nat., art. Belle-Dame, belladona ou solanum lethale seu maniacum.*)

Vanswiéten rapporte aussi que quatre baies de belladone ont suffi pour causer la mort.

Boulduc rapporte que « quelques enfants de Grandvaux, village à quelques lieues de Paris, entrèrent dans un jardin inculte et y mangèrent du fruit de *solanum belladona* ou de *melanocerasum.* Peu de temps après, ils eurent une fièvre violente, avec des convulsions et des battements de cœur terribles; ils perdirent la connaissance des personnes et tombèrent dans une aliénation d'esprit. Un petit garçon de quatre ans mourut le lendemain ». (*Histoire de l'Académie royale des sciences*, 1703.)

En 1773, quatorze enfants de la Pitié s'empoisonnèrent au jardin des plantes de Paris en mangeant des baies de belladone. (Bulliard. *Plantes vénéneuses*.)

Murray parle aussi de quatre enfants empoisonnés par ces mêmes fruits. Ils furent pris d'un délire gai, de mouvements convulsifs et de vomissements. L'un d'eux eut un délire furieux avec grincements de dents. La fureur persista même après les vomissements.

Pinel rapporte l'empoisonnement de quelques enfants qui avaient mangé des baies de belladone dans la cour de la Salpêtrière. Ces petits malades étaient pris d'un délire gai, riaient, dansaient, folâtraient et faisaient divers mouvements des bras et des mains, comme pour imiter l'action de filer.

On connaît assez l'histoire de ces paysans qui mangèrent des baies de belladone en allant à l'église, et furent pris, au milieu du service divin, d'accès de gaieté les plus extravagants, se livrant à des gesticulations et à des contorsions bizarres et ridicules et à de grands éclats de rire.

M. Sarlandière rapporte l'observation d'un

tailleur qui fut, pendant vingt-quatre heures, dans un état de somnambulisme précédé d'une raideur tétanique. Cet homme fut insensible à tous les objets extérieurs et uniquement occupé à faire tous les gestes de son état de tailleur, comme s'il eût travaillé réellement; plus tard, il eut des hallucinations, parlant comme s'il eût suivi une conversation avec un interlocuteur.

Gmelin cite le fait d'un berger qui mourut dans le coma, douze heures après avoir mangé des baies de belladone.

Deux jeunes enfants, dont l'obervation a été rapportée par A. Smith, s'étant empoisonnés avec des baies de belladone, présentèrent une voix croupale.

Deux autres enfants, observés par Kœstler, outre le délire ordinaire et propre à la belladone, offrirent une voix frêle et enrouée, avec aversion pour tout liquide.

Gaultier de Claubry a eu l'occasion d'observer en grand les symptômes de l'empoisonnement par les baies de belladone. Cent cinquante soldats, campés dans le bois de Pirna, près de Dresde, se jetèrent, pour étancher leur soif, sur des baies de belladone, et ne tardèrent pas à en éprouver tous les effets toxiques. Ceux qui n'en avaient mangé qu'une petite quantité avaient un délire gai, jovial; ils riaient, folâtraient, dansaient; ils avaient des hallucinations, cherchaient à saisir sur les habits de leurs camarades des objets fantastiques, ou qui, bien entendu, n'y existaient pas. Les pupilles étaient dilatées, la vision était troublée, confuse, et les yeux hébétés ou hagards. Ceux qui en avaient mangé davantage pouvaient à peine se tenir debout; les bras et les doigts étaient agités de mouvements continuels; ils avaient des envies de vomir, des faiblesses continuelles; la langue, la bouche et le palais étaient desséchés, l'articulation des sons était confuse, quelquefois même il y avait aphonie complète; quelques-uns couraient dans les bois, agités d'un délire furieux, se jetaient dans les feux des bivouacs et se frappaient contre les arbres; leurs yeux étaient rouges et les pupilles excessivement dilatées. Enfin ceux de ces malheureux qui avaient mangé des fruits de belladone en grande quantité, furent trouvés morts au pied même des buissons qui les portaient. (*Journal général de médecine*, t. xlviii.)

Un vieillard de soixante-douze ans, ayant trouvé une saveur agréable au fruit d'un pied de belladone qu'il venait de rencontrer dans un bois, eut la malheureuse idée d'en mêler une certaine quantité à la petite provision de mûres destinée à son repas. Il n'eut pas le temps d'achever ce dernier repas : foudroyé, en quelque sorte, il tomba pour ne plus se relever.

Munniks parle d'un enfant qui avait des mouvements convulsifs de la mâchoire, de la face, des extrémités, et, plus tard, la rigidité spinale.

Le docteur Pinard rapporte que « dans la paroisse de Vattetot, près Fécamp, plusieurs enfants, en se promenant, furent pris d'affection pour les baies de belladone, et ils en mangèrent probablement une assez bonne quantité, puisque personne ne les gênait. Ces malheureux enfants ne tardèrent pas à se ressentir des accidents qui semblaient ne devoir point suivre un repas aussi frugal, qu'ils croyaient leur avoir été offert par la nature. Les deux plus jeunes, qui avaient environ deux ans, furent aussitôt attaqués de délire et de convulsions si fortes, qu'ils se déchiraient avec leurs ongles. Ils devinrent, en outre, brûlants comme le feu, et violets par toute la surface du corps. La mort les enleva le jour même. Leurs camarades, un peu plus âgés, ne furent pas si violemment malades, soit parce qu'ils étaient plus forts, soit parce qu'ils en avaient moins mangé; mais ils éprouvèrent un délire des plus singuliers : ils riaient, chantaient, et se rappelaient exactement ce qu'ils avaient dit ou fait pendant plus de trois ans. Ce délire fut suivi d'une insomnie qui dura quarante-huit heures ».

D'autres accidents toxiques ont été produits, soit par méprise, soit par malveillance.

M. le docteur Laurent rapporte qu'en 1834 une dame vint le prier d'aller voir deux de ses enfants qui, disait-elle, paraissaient fous depuis plusieurs heures. Il trouva, couchés sur le ventre, un jeune garçon de neuf ans et, à côté de lui, une petite fille de dix-huit mois. Le petit garçon avait pris vingt-quatre grains d'extrait de belladone, et la petite fille douze, au lieu d'un demi-grain par jour. Les membres du jeune garçon étaient continuellement en mouvement; il cherchait à surprendre les papillons et les insectes qu'il croyait voir sur les vêtements des personnes qui l'approchaient. La petite fille était encore plus agitée; elle faisait toutes sortes de singeries, appelait son père, sa mère, ses frères, et très-distinctement, ce qui les étonnait beaucoup, car c'était la première fois de sa vie qu'elle parlait avec clarté. Chez ces deux enfants, les pupilles étaient très-dilatées et immobiles. Dans son délire jovial, le petit garçon chantait à gorge déployée, il commandait l'exercice, mais tremblait sur ses jambes, marchait en trébuchant; il levait constamment l'un des pieds comme pour gravir un monticule qu'il croyait apercevoir devant lui, et tombait sans pouvoir se relever. Il s'écriait qu'il voyait des rats, des souris, des chats, de grandes bêtes noires, des vers qui montaient sur les murs, sur les meubles, etc. D'autres fois il s'écriait : oh! les beaux diamants, les beaux soleils! Il lui semblait voir tour à tour du feu, des étincelles, des illuminations, des

chandelles qui volaient, des étoiles, des oiseaux
à riche plumage, des papillons, des vers lui-
sants, etc., etc. Il s'extasiait, il paraissait con-
tent, bien heureux. Les symptômes de l'empoisonnement avaient à peu près suivi le même
ordre, la même progression chez la petite fille,
c'est-à-dire que, d'abord accablée, pâle, sans
chaleur, et dans un état voisin de la défaillance,
elle avait éprouvé, comme son frère, une violente réaction. De plus, chez elle, une *éruption
scarlatineuse* s'était développée presque subitement sur tout le corps. Enfin, peu à peu les
effets toxiques se sont dissipés, et quarante-huit
heures après l'ingestion de la belladone, les deux
enfants étaient tout à fait hors de danger.

Un officier supérieur, pour combattre les suites
d'un mal de gorge rebelle, reçoit, par ordre de
son médecin, une forte décoction de belladone
pour fumigations. Au lieu d'en aspirer la vapeur,
il la boit en guise de thé. Quelques heures après,
douleur violente à la gorge, qui semblait en feu,
mal à l'estomac et au ventre, la langue à demi-
paralysée, paroles incohérentes et mal articulées,
faiblesse considérable dans les jambes, vains efforts pour uriner, malgré la plénitude de la vessie; énorme dilatation des pupilles; étranges hallucinations et exaltations mentales. Mais laissons
parler le malade lui-même. En me voyant, dit-il,
dans mon lit disposé d'une manière nouvelle, et

placé dans le sens de celui d'un de mes amis qui avait la cuisse cassée, et près duquel je venais de passer plusieurs jours, je m'imaginai que j'étais cet ami. Dès lors je donnai à chacun de ceux qui m'entouraient les noms des personnes qui soignaient mon ami. A l'une, que j'appelais ma mère, je la rassurai sur mon état, lui disant (ainsi que le faisait mon ami) que je me sentais le courage de passer six semaines dans mon lit; à un autre, je donnais divers ordres sur l'intérieur de la maison (de mon ami). Mais lorsqu'on s'avisait de remuer mon lit, je me révoltais à l'idée qu'on allait déranger l'appareil de ma jambe. Tout ce que je voyais me semblait ravissant; les personnes qui m'approchaient étaient toutes belles à mes yeux; une femme de soixante ans, qui m'apportait à boire, m'apparut tout à coup comme une femme magnifique; à la fraîcheur que je remarquais sur son visage, elle joignait une tournure parfaite, et sa taille svelte était, selon moi, d'une grande beauté, etc.. Toujours dans le même état d'extase, mes yeux étaient frappés de la beauté des couleurs du papier de ma chambre... Je vis une foule de petits individus faire leurs évolutions par un ingénieux mécanisme... Un autre objet vint attirer plus spécialement mon attention, c'était la pendule qui était sur ma cheminée : il me sembla qu'elle renfermait la mécanique la plus compliquée, et je crus la voir s'ouvrir en deux; puis je remarquai trois ou quatre automates qui exécutaient une pantomime dont je devinais tout le sujet, tant leurs mouvements étaient naturels et expressifs. Un de mes amis, feu le général Lamarque, entra au moment de cette vision. Je me hâtai de lui faire la description de ce que je voyais, et cela en termes précis, en expressions correctes, employant les mots techniques, joignant à ces détails les calculs sur les forces motrices, le nombre des dents que chaque roue devait avoir, etc., etc. Enfin, m'assura plus tard le général, je lui fis l'effet d'un être doué d'une science prodigieuse en mécanique.

Les effets toxiques de la belladone ont été rarement produits et exploités par le crime.

Gmelin parle d'un fait ou la mort fut déterminée à l'aide du jus de baies mêlé à du vin.

Le même auteur rapporte aussi le cas d'une vieille femme qui fit prendre à un individu une décoction de bourgeons de belladone, dans le dessein de le voler pendant qu'il serait assoupi.

Hœchsteter raconte que des domestiques d'un seigneur firent infuser, pendant la nuit, de la belladone dans du vin de Malvoisie qu'ils firent boire à un mendiant. Il fut attaqué d'abord d'un accès de délire; il fit des éclats de rire et diverses gesticulations; ensuite il tomba dans une véritable folie, dont il guérit en buvant du vinaigre.

Quant aux animaux, il paraît que la chèvre et le lapin sont insensibles à la belladone. Un lapin fut nourri pendant trente jours avec des feuilles de cette plante sans en éprouver le moindre accident. Suivant M. Flourens, la belladone rend les oiseaux aveugles.

§ V.

TABLEAU GÉNÉRAL DES EFFETS TOXIQUES DE LA BELLADONE.

D'après les observations qui précèdent, et bien d'autres encore que l'on trouve dans les auteurs, on peut tracer le tableau général des symptômes, accidents ou effets toxiques de la belladone. En voici les principaux : nausées, vomissements, sécheresse de la bouche et de la gorge, soif, dysphagie, anxiété, lypothymie, cardialgie, coliques, constipation; embarras de tête, céphalalgie, éblouissements, vertiges, pâleur de la face, hébétude; yeux rouges, saillants, hagards; pupilles immobiles et fortement dilatées; trouble et même abolition momentanée ou permanente de la vue; délire le plus souvent gai, mais devenant quelquefois furieux; loquacité, chant, ris, danse, stupidité, apparence d'ivresse, manie, folie, fureur, gesticulations variées, contorsions extraordinaires, mouvements fréquents des bras et des mains, mouvements convulsifs , tremblements , trismus , raideur tétanique , soit de l'épine, soit des membres; marche chancelante, faiblesse musculaire générale; hallucinations les plus singulières et les plus diverses; exaltation mentale, articulation pénible, voix frêle, enrouée, croupale, aphonie; somnolence, coma, léthargie, somnambulisme; pouls fréquent, fort, vif ou rare, faible et irrégulier; respiration courte, précipitée ou irrégulière et oppressive, stertoreuse; sueurs abondantes, aversion pour tout liquide; chaleur cutanée, éruption scarlatineuse, taches gangréneuses; incontinence d'urines, dysurie, ischurie; enfin, syncopes ou convulsions, soubresauts des tendons, rire sardonique, tuméfaction et sensibilité de l'abdomen; pouls petit, filiforme, misérable; froid des extrémités, chute des forces, prostration, mort. En somme, la dilatation et l'immobilité des pupilles, la sécheresse de la gorge et le délire gai, peuvent être considérés comme les symptômes les plus constants et les plus caractéristiques. Dans le petit nombre d'ouvertures cadavériques qui ont été faites, on n'a rien trouvé de remarquable et de certain qui pût donner la raison de la mort, comme il arrive souvent dans les cas de délire et de narcotisme.

§ VI.

TRAITEMENT DE L'EMPOISONNEMENT PAR LA BELLADONE.

Lorsqu'il y a peu de temps que le poison a été ingéré et qu'on a lieu de croire qu'il est encore dans l'estomac, on aura recours aux vomitifs; plus tard, quand il sera passé dans les intestins, on administrera les purgatifs, ainsi que des lavements purgatifs. Dans tous les cas, on donnera des boissons acidulées, des limonades, de l'eau vinaigrée et édulcorée. On pourra faire prendre une infusion de café s'il y a somnolence ou torpeur, hébétude ou stupeur; on y joint les excitants aux extrémités inférieures, etc. On emploiera les saignées générales ou locales, pour combattre la congestion sanguine de la tête, suivant les principes de la théorie des fluxions. Ainsi, en résumé, vomitifs et purgatifs et de larges doses de boissons acidulées; stimulants diffusibles, cérébraux; café suivant les cas et les indications, excitants externes, etc. Roques prétend que le seul usage du lait a augmenté les symptômes toxiques. Buldinger a vu un individu, déjà en voie de rétablissement d'un empoisonnement, mourir en un instant après avoir pris soixante-dix centigrammes de tartre stibié. On peut expliquer peut-être cet effet sidérant, par une sorte d'hyposthénisation produite par un hyposthénisant énergique, c'est-à-dire, l'émétique à haute dose, surtout si l'on admet que la belladone est elle-même déjà un puissant hyposthénisant.

CHAPITRE II.

EFFETS THÉRAPEUTIQUES DE LA BELLADONE.

Dans l'exposition que nous allons faire des vertus thérapeutiques de la précieuse solanée, nous suivrons l'ordre d'affinité pathologique, et, autant que possible, l'ordre de fréquence dans lequel nous l'avons employée. On sait que la belladone exerce sa puissance thérapeutique presque exclusivement sur les maladies nerveuses, et particulièrement sur les affections convulsives et spasmodiques, telles que l'épilepsie, l'hystérie, les convulsions, la coqueluche, etc.

§ I.

ÉPILEPSIE ET AFFECTIONS ÉPILEPTIFORMES.

La belladone est à peu près le seul remède que nous employons, depuis trente et quelques années, contre l'épilepsie et toutes les autres affections convulsives qui lui ressemblent, comme l'hystérie, etc. Il serait trop long et fastidieux de rapporter avec détail toutes les histoires des cas d'épilepsie, sinon guéris, du moins suspendus pendant un laps de temps considérable. Nous nous contenterons de résumer les principaux faits que nous avons eu occasion d'observer par nous-même ou qui nous ont été communiqués par quelques-uns de nos anciens élèves. L'exposé de ces divers faits sera suivi de quelques réflexions et appréciations pratiques.

Un enfant de onze ans était atteint, depuis plusieurs mois, d'attaques nerveuses avec perte de connaissance, qui le prenaient à peu près tous les jours. Administration de quinze centigrammes d'extrait de belladone par jour, en trois prises et par gradation : cessation des accès dès les premiers jours. Seulement, un mois après, simulacre d'attaque à l'occasion d'une indigestion. Cet accès paraît avoir été le dernier.

Un jeune homme de dix-huit ans était épileptique depuis l'âge de huit ans. Au commencement de ses attaques, chose assez singulière, il eut une frayeur qui suspendit le cours des accès pendant un an. Mais aussi, à cette époque ou à neuf ans, la maladie reparut beaucoup plus intense et surtout plus fréquente, c'est-à-dire que, les deux premières semaines, les crises revenaient jusqu'à vingt fois par jour, et avec une telle violence qu'il fallait trois personnes pour contenir le malade. Enfin, les accès diminuèrent peu à peu de fréquence, et se réduisirent à trois ou quatre par jour. Il est inutile de dire que toute connaissance était perdue. Le malade resta dans cet état pendant environ cinq ans, quoiqu'il eût employé force remèdes dits anti-épileptiques. Au bout de ce temps, il vint nous consulter, et nous lui fîmes subir le traitement par la belladone. Dès les premiers jours, les accès furent suspendus. Le trouble de la vue fit momentanément interrompre le traitement. Deux mois après, le malade éprouva encore une crise qui fut suivie de deux autres à un mois d'intervalle. Ces attaques ont été les dernières; au moins, après trois ans et demi, le malade n'avait encore rien éprouvé.

Un jeune garçon de quatorze ans, par suite d'une vive frayeur, éprouve depuis un an, chaque jour, plusieurs accès d'épilepsie. Administration des pilules de belladone, et, dès le lendemain, suspension des attaques pendant un mois, c'est-à-dire pendant tout le temps du traitement. Les crises ont reparu dès qu'on a interrompu l'usage de l'extrait de belladone, mais bien moins fortes et à de longs intervalles. Les premiers accès duraient d'un quart d'heure à une heure.

Un jeune homme éprouve plusieurs accès d'épilepsie par semaine et quelquefois par jour. Dès qu'il prend la belladone, il ne retombe plus que toutes les cinq ou six semaines, et quelquefois à de plus longs intervalles encore, c'est-à-dire, pendant tout le temps qu'il prend les pilules de belladone. Si l'on suspend le traitement, les accès reparaissent aussitôt avec leur fréquence primitive. Alors on reprend l'usage de la belladone, et soudain les attaques disparaissent de nouveau pour revenir dès qu'on interrompt la médication modificatrice du système nerveux ou le traitement sédatif spécial. C'est, comme on le voit, un cercle sans issue et sans fin, qui, toutefois, en éloignant toute idée de coïncidence, ne prouve pas moins, d'une manière irréfragable, l'action spéciale de la belladone contre l'épilepsie. Il ne reste donc qu'à organiser un traitement permanent, c'est-à-dire, indéfiniment prolongé, avec l'attention d'augmenter graduellement la dose, et même de la doubler quelquefois, surtout lorsqu'il y a une complète tolérance.

Un jeune garçon d'une douzaine d'années éprouvait des attaques épileptiques tous les jours; ses parents, voyant que vingt-cinq centigrammes d'extrait de belladone par jour ne produisaient aucun effet sensible, ni trouble dans la vue, doublèrent brusquement la dose des pilules, contrairement aux termes de l'ordonnance : les accès furent sur-le-champ favorablement modifiés et éloignés, sans qu'il en résultât aucun effet fâcheux. Nous verrons plus loin la dose de l'extrait de belladone portée à *soixante-cinq centigrammes* sans aucun inconvénient. Voilà un des avantages que présente la belladone, administrée sous la forme telle que nous la donnons. Croyez-vous que l'atropine se laisserait manier aussi impunément?

Un jeune homme de vingt-trois ans éprouvait des accès épileptiques presque tous les jours, et quelquefois même plusieurs fois par jour. La valériane n'avait point diminué ni la fréquence ni l'intensité de ces attaques opiniâtres. La belladone a opéré l'un et l'autre, c'est-à-dire que depuis six mois le malade n'a éprouvé que cinq ou six légers accès et ordinairement sans perte de connaissance; on les fait maintenant disparaître le plus souvent au moyen de l'ammoniaque.

Un jeune homme de dix-sept ans éprouve chaque jour, depuis six ans, plusieurs accès d'épilepsie avec perte de connaissance, qu'aucun remède n'a pu modifier favorablement. On y oppose la belladone : dès les premiers jours, le nombre des accès est réduit à la moitié, et, au bout d'une semaine, les attaques sont tout à fait suspendues. Aujourd'hui, depuis quatre mois que le malade prend des pilules de belladone, il n'a pas éprouvé le plus petit accès. Il avait fait usage de ce remède, jusqu'à présent, à la dose

de vingt-cinq centigrammes d'extrait par jour.
On lui a prescrit de le continuer encore pendant
plusieurs mois, mais seulement à la dose de dix
centigrammes. Depuis cette époque, nous n'a-
vons plus eu de nouvelles de ce malade.

Un jeune homme de seize ans, à figure chlorotique, éprouvait, depuis cinq à six ans, des
attaques épileptiques qui se renouvelaient à peu
près tous les deux mois. Ces accès, caractérisés
par la perte de la connaissance et l'écume à la
bouche, duraient environ un quart d'heure. Depuis cinq mois que le malade prend chaque jour
vingt centigrammes d'extrait de belladone, il n'a
pas éprouvé la moindre crise épileptique. On a
suspendu l'usage du remède pendant un mois, et
on l'a remplacé par celui des pilules ferrugineuses, dirigées contre l'élément chlorotique.
Nous avons eu tort. Nous aurions mieux fait de
continuer la belladone, mais à demi-dose, tout
en administrant le sous-carbonate de fer; car ces
deux médications ne s'excluent pas. Il y a plus :
d'après le nouveau principe que nous avons exposé et formulé déjà ailleurs (voir l'*Essai analytique et synthétique sur la doctrine des éléments
morbides, etc.*), nous aurions dû administrer
chez tous les jeunes épileptiques quelque préparation anthelmintique conjointement avec la belladone. Dans les épilepsies ou dans les affections
convulsives épileptiformes, ou tout autre acci-

dent spasmodique arrivant particulièrement chez les jeunes sujets, nous admettons constamment un second élément, ou un élément *extrinsèque*, c'est-à-dire, l'élément helmintique; que le malade ait ou non rendu des vers, peu importe. Si, suivant la pratique ordinaire dans ces sortes de maladies, vous n'admettez qu'un seul élément, soit convulsif, soit vermineux, vous vous exposez à ne pas du tout soulager votre malade, parce que vous avez dirigé votre médication contre l'élément convulsif seul, et les accidents étaient le résultat de la présence des vers; ou, *vice versâ*, vous avez combattu l'élément helmintique, qui n'était pas la cause de la maladie, soit qu'il n'existât réellement pas, ou parce qu'il n'existait pas comme cause, mais comme pure coïncidence, ce qui est, à la rigueur, possible. Quoi qu'il en soit, vous échouez pour n'avoir fait qu'une seule médication, et le malade, non soulagé, vous échappe. Faites donc comme nous, même dans les cas les plus simples en apparence : admettez les deux éléments à la fois; attaquez-les par leurs médications respectives, et vous obtiendrez un résultat certain. Nous administrons toujours, dans ces cas, la belladone associée aux vermifuges, et un prompt soulagement en est l'effet ordinaire, pour ne pas dire constant. Il faut donc toujours satisfaire simultanément aux indications fournies par les éléments morbides, quand ces indications et les médications qu'elles réclament ne sont pas incompatibles et ne s'excluent pas. Poursuivons.

Un médecin nous écrivit dans le temps : « L'extrait de belladone fait merveille chez notre jeune homme. Depuis la première origine de la maladie, qui date du troisième ou quatrième mois de la vie, jamais on n'avait vu plus de quinze à dix-huit jours entre les accès. Depuis environ quatre mois qu'il fait usage de vos pilules, les crises se sont singulièrement éloignées, de très-rapprochées qu'elles étaient ».

Un pharmacien, vers la même époque, nous manda : « La petite malade à laquelle vous avez prescrit des pilules de belladone s'en est très-bien trouvée; ses accès épileptiques ont cessé ».

Un de nos anciens élèves nous dit de vive voix, il n'y a pas encore longtemps : « Il y a une vingtaine d'années, un homme fit une chute sur la tête et en devint épileptique. On fit plusieurs applications de sangsues sans résultat. Une vingtaine d'accès environ eurent lieu, vous ordonnâtes des pilules de belladone, et depuis lors les accès avaient été supprimés pendant sept à huit ans, lorsqu'une nouvelle crise s'est manifestée contre toute attente et toute prévision ».

Un notaire nous écrivait, il y a deux mois : « Les pilules de belladone que vous avez prescrites contre les *évanouissements épileptiques* de ma fille, ont parfaitement bien fait. Depuis qu'elle en prend, elle n'a plus éprouvé aucun accident ».

On nous a écrit d'un département de l'Ouest : « Sept épileptiques ont été guéris par vos pilules de belladone. Trois autres malades qu'on m'a adressés depuis sont en voie de guérison... J'ai encore guéri quatre jeunes personnes avec la belladone et vos pilules antihystériques, dont l'une d'elles avait tenté inutilement pendant long-temps toute espèce de remèdes ». Il y a tout lieu de croire que ces quatre jeunes malades n'étaient que de simples hystériques.

On ajoute encore : « Une autre (probablement encore une jeune fille hystérique) ne tombe pas tant qu'elle prend des pilules de belladone, de sorte que ses parents ne veulent pas qu'elle en discontinue l'usage, d'autant plus que ses règles, auparavant supprimées, reparaissent quand la malade prend des pilules de belladone ».

Un aumônier des prisons d'une grande ville nous manda dans le temps ce qui suit : « Le jeune épileptique que je vous ai adressé, il y a trois ans, est aujourd'hui complètement guéri, ainsi qu'un autre pour lequel vous m'avez fait envoyer la formule de l'extrait de belladone ».

Un médecin du Midi nous a communiqué dernièrement, entre autres résultats heureux obte-nus par la belladone, le fait suivant : Un homme de quarante-six ans, épileptique depuis cinq ans, a été complètement délivré de ses accès aussitôt qu'il a commencé à prendre l'extrait de belladone.

Un autre médecin du Midi nous a communiqué les faits suivants : Un homme de trente-un ans est épileptique depuis seize ans; ses accès arrivent tous les huit jours, quelquefois plus rarement; cependant, il ne s'est jamais passé de mois sans qu'il en ait eu deux... Habitude de la masturbation depuis l'âge de quinze jusqu'à vingt-cinq ans. Insuccès de tous les traitements employés jusqu'alors. Prescription : Le 8 septembre 1837, deux pilules par jour, de cinq centigrammes d'extrait de belladone chaque. Le 12, trois pilules par jour. Le 2 octobre, il n'y a point encore eu d'attaques; même prescription. 10 novembre, les accès n'ont plus reparu. 12 décembre, point d'attaque jusqu'alors. Le traitement est continué jusqu'au 6 mars de l'année suivante sans nouvelle attaque. On proclame le malade guéri. Et en effet, en 1844, c'est-à-dire, au bout de près de sept ans, il n'était pas encore retombé.

Un homme de trente-neuf ans est épileptique depuis une vingtaine d'années, par suite d'une vive frayeur. Dès le début, les accès se montrèrent de quinze en quinze jours, puis toutes les semaines, plus tard tous les jours, et enfin jusqu'à dix fois dans les vingt-quatre heures. Plusieurs traitements ont été entrepris dans le but de diminuer la fréquence des attaques ; mais ils en ont augmenté l'intensité, de telle sorte que le malade, aimant mieux éprouver une légère crise nerveuse huit ou dix fois par jour, qu'une attaque avec perte de connaissance une fois par semaine, avait pris la résolution de ne plus rien faire, lorsque, le 25 décembre 1837, il fut mis à l'usage de la belladone, deux pilules de cinq centigrammes chaque. Le lendemain, trois pilules; trouble notable dans la vue et dilatation extraordinaire des pupilles. Pendant les premiers jours de janvier 1838, le malade n'a éprouvé que trois secousses. Le 10, il dit ressentir un bien-être qui lui était inconnu depuis bien longtemps, et part avec cinquante pilules pour vingt-cinq jours. Le 20 février, le malade se plaint d'une susceptibilité nerveuse qui le fatigue. Le 28 avril, il n'avait plus rien senti et il reprend ses occupations habituelles. Le 8 juillet, il revenait d'un grand voyage et avait, disait-il, perdu le souvenir de son ancienne maladie.

Un de nos anciens élèves, le docteur R...., nous écrivit, il y a quelques années : « La jeune malade que j'ai conduite chez vous, il y a bientôt un an, était, depuis huit mois, atteinte d'accès épileptiformes, qui se montraient plusieurs fois par jour, malgré l'emploi de divers moyens qu'on cherchait à leur opposer. Vos pilules de belladone ont procuré la guérison de cette affreuse maladie; car, dès le douzième ou le quinzième jour de leur administration, les accès ont été en diminuant, et au bout de quatre mois la guérison a eu lieu. Aujourd'hui, cette jeune personne jouit de la santé la plus florissante ».

Un père de famille nous a fait part de qui suit : « J'ai l'honneur de rappeler à votre souvenir qu'il y a environ quinze mois je conduisis chez vous ma petite fille, qui était malheureusement attaquée de crises nerveuses (épilepsie)... J'ai aujourd'hui le bonheur de vous annoncer qu'elle se porte parfaitement... Seulement, il y a environ dix mois, elle ressentit encore une faible crise, mais qui n'était rien en comparaison de celles qu'elle éprouvait auparavant ». La belladone a été employée pendant plusieurs mois.

Un médecin nous a communiqué le fait suivant : « Une jeune fille d'une vingtaine d'années vit un militaire *se brûler la cervelle*. Elle en fut si effrayée et si bouleversée, que depuis elle a éprouvé à peu près tous les jours des accès d'épilepsie avec perte de connaissance. Les troubles nerveux étaient si graves et si violents que les assistants étaient tout épouvantés. La perte de connaissance durait quelquefois pendant plusieurs heures. Cette fille avait un frère de huit à neuf ans, qui déjà depuis assez longtemps était aussi épileptique. Ils ont guéri tous les deux en prenant chacun vingt centigrammes d'extrait de belladone par jour ».

Une petite fille de huit ans et demi éprouvait depuis environ un an des accidents épileptiques qui revenaient toutes les cinq à six semaines. Les médecins de la localité avaient eu recours aux sangsues appliquées à la base du crâne et aux vermifuges, mais sans résultat appréciable. L'extrait de belladone fut administré et porté graduellement jusqu'à vingt centigrammes par jour; et jusqu'à présent, c'est-à-dire, depuis vingt mois, il n'y a point eu d'accès. On a continué et on continuera toutefois encore la belladone pendant plusieurs mois, mais à demi-dose seulement.

Un petit garçon de sept ans éprouvait, depuis l'âge de deux ans, des attaques d'épilepsie tous les quinze jours. L'extrait de belladone lui fut administré, comme dans l'observation précédente. Au bout de six mois, il eut un nouvel accès. Le traitement fut continué, et aujourd'hui il y a plus de deux ans que le jeune malade n'a eu de nouvelle attaque.

Un de nos anciens élèves nous a communiqué les deux observations suivantes : « Au mois de janvier 1841, on conduisit à mon cabinet un jeune homme de vingt-un ans, tempérament lymphatique sanguin, qui, depuis cinq mois,

avait éprouvé, sans le savoir, des attaques d'é-
pilepsie. Son père, qui avait été témoin des deux
dernières attaques, me raconta que le pauvre
jeune homme était tombé comme s'il avait été
frappé de la foudre et en poussant un cri. Sa figure devenait noirâtre; sa bouche se couvrait
d'écume; tout son corps était convulsé et d'une
raideur tétanique, le cou gonflé, la respiration
très-bruyante et la connaissance entièrement
perdue. Les deux dernières attaques avaient eu
lieu depuis trois semaines et pendant le jour.
J'eus recours à la belladone, qui, à la dose de
vingt centigrammes, où le malade était arrivé
progressivement, détermina un dérangement assez notable dans la vue, ce qui fit abandonner le
traitement d'autant plus facilement que l'infor-
tuné jeune homme ignorait son état. Un nouvel
accès engagea la famille à voir un autre médecin.
Les saignées répétées, les bains, la diète, le nitrate d'argent, furent employés au grand préju-
dice du malade, car non-seulement l'état général
cessa d'être satisfaisant, mais les accès revenaient tous les deux ou trois jours. Le sulfate de
quinine échouait comme le nitrate d'argent. La
famille, désespérée, abandonna tout traitement
pendant quatre mois. A cette époque (onze mois
après le début de la maladie), les parents vinrent
me prier de reprendre le traitement. Je donnai la
belladone à une dose très-minime, et enfin, pro-

gressivement à soixante-cinq centigrammes (13 grains) dans les vingt-quatre heures (dose énorme).

« A la dose de trente centigrammes, les accès commencèrent à revenir plus rarement; mais, en revanche, ils étaient terribles.

« J'oubliais de dire qu'à l'affection principale s'était jointe une sorte de somnambulisme qui revenait tous les soirs, aussitôt que le malade commençait à s'endormir. Il se levait brusquement sur son lit, les yeux ouverts, crachait plusieurs fois de suite, et faisait exécuter au bras droit des mouvements rapides de circumduction... Je rapporte cette particularité, parce qu'elle se rattache à l'affection principale; du moins elle a marché en même temps vers la guérison, sous l'influence du même médicament (la belladone). Quoi qu'il en soit, au bout de quatre mois de traitement, la maladie a cessé entièrement; et, depuis le mois de mars 1842, le malade n'a éprouvé aucun accident. Sa guérison ne me paraît pas douteuse.

« Une petite fille de huit ans fut atteinte, au mois de juillet 1842, d'accidents épileptiques qui furent combattus pendant trois mois par des moyens très-variés. Les deux médecins qui la traitaient de concert avaient essayé sans succès les calmants ordinaires, les anthelmintiques, les purgatifs. Un autre praticien distingué crut re-

connaître une affection du cervelet et de la
moëlle allongée. Il prescrivit de nombreuses
applications de sangsues à la nuque et sur les
vertèbres cervicales, des bains, des douches, la
diète, etc. Les accès se rapprochèrent, et la petite malade fut obligée de garder le lit, à cause
de la grande faiblesse qu'elle éprouvait. On
m'appela, et je fus témoin de trois accès qui
eurent lieu dans l'espace d'une heure : elle en
éprouva *vingt-quatre* dans la journée. L'attaque,
quoique subite, permettait à l'enfant d'appeler
sa mère. Tout son corps se raidissait, sa figure
devenait rouge, la tête s'inclinait fortement du
côté droit, les membres se contournaient, la
respiration était haute, les paupières s'agitaient
rapidement, la bouche se couvrait d'écume et
l'insensibilité était complète. Chaque accès durait de quatre à cinq minutes.

« Dès la quatrième journée que la belladone
fut mise en usage, le nombre des accès diminua.
Un mois de traitement suffit pour amener une
guérison qui ne s'est pas encore démentie aujour-
d'hui (1844). A la vérité, j'ai donné à la malade,
pendant deux mois, cinq centigrammes par jour
d'extrait de belladone, mais ce n'était que comme
prophylactique. »

C'est, en effet, ce que l'on doit toujours faire,
et même quelquefois pendant bien plus longtemps encore, comme on le verra dans la pre-

mière des trois observations qui suivent, et que nous devons à un autre de nos anciens élèves.

Un homme de quarante-huit ans, d'une constitution apoplectique, éprouva en voyage un accident que les médecins, qui le virent seulement après, considérèrent comme une congestion cérébrale et traitèrent en conséquence : saignées, etc. Ces accidents se renouvelèrent trois fois et furent traités de même. Quand nous vîmes le malade, les parents nous décrivirent les symptômes de l'épilepsie. Trouvant là un élément congestif qui pouvait compliquer l'épilepsie ou la déterminer, nous résolûmes d'agir contre les deux éléments à la fois et nous prescrivîmes :

1° Deux applications de vingt-cinq sangsues à l'anus, à six mois d'intervalle.

2° Quatre à cinq sangsues à l'anus, tous les vingt à vingt-cinq jours.

3° Dix à vingt centigrammes d'aloës en pilules, chaque jour, pour obtenir des selles faciles.

4° Notre traitement habituel par la belladone : le premier jour, dix centigrammes d'extrait aqueux de belladone, une pilule de cinq centigrammes matin et soir; trois pilules de cinq centigrammes le second et le troisième jour, une matin, midi et soir; quatre pilules de cinq centigrammes les jours suivants, deux le matin et deux le soir.

Cette dose de vingt centigrammes a été continuée pendant *vingt mois,* sans suspendre les accès : seulement, vers la fin, ils devinrent moins intenses et moins longs. Ce fut pour moi une raison de persister dans l'emploi du traitement.

Les accès, à cette époque, s'éloignèrent et disparurent complètement. Il y a eu deux ans, le 26 mai 1849, que le malade n'a plus eu d'accès, tout en continuant la belladone à vingt centigrammes par jour. Le 26 mai, nous prescrivîmes encore l'usage de la belladone, à la dose de dix centigrammes par jour, et nous donnâmes au malade des provisions pour un an. (1)

Il importe de remarquer qu'aucune complication ni aucun mauvais effet qu'on pût attribuer à la belladone, n'ont été observés pendant ces deux années, durant lesquelles le malade a pris constamment vingt centigrammes d'extrait de belladone par jour.

---

(1) Le malade, n'ayant pas éprouvé d'accès depuis plus de quatre ans, vient d'avoir une nouvelle attaque, mais beaucoup moins forte et moins longue que les anciennes. Il prenait encore une pilule de cinq centigrammes d'extrait de belladone tous les trois jours, et cette nouvelle crise s'est déclarée vingt jours après la suppression complète de l'usage de son remède habituel. On a repris l'ancien traitement pour un an, à vingt centigrammes d'extrait de belladone par jour pendant plusieurs mois, et le reste du temps à dix centigrammes.

M. le docteur R..., médecin de l'hôpital de
M..., à qui nous avions conseillé d'employer la
belladone contre l'épilepsie, nous annonce, pendant que nous préparons ce travail, qu'il l'a employée, depuis un an, chez trois épileptiques,
dont deux, qui tombaient, depuis environ trois
ans, toutes les semaines ou tous les quinze jours,
n'ont pas eu d'accès depuis un an. Le troisième
n'a pas été guéri, ou du moins il n'a pas obtenu
le même avantage que les deux autres.

Voici enfin deux observations que vient de
nous communiquer un médecin qui a pratiqué la
médecine avec distinction en Afrique.

Un jeune homme de vingt-cinq ans, épileptique depuis quinze ans, est si souvent pris d'accès, que son curé l'avait dispensé d'assister à la
messe et autres offices publics, parce qu'il y était
souvent surpris de ce mal hideux. Cependant,
travaillant à la forge, comme maréchal, avec
son frère aîné, il s'aperçut que son bras gauche
défaillait. Ce bras était le point de départ de
l'*aura epileptica;* il y éprouva peu à peu une
faiblesse telle, qu'il fut obligé de renoncer à son
travail ordinaire et de se mettre à la culture d'un
petit champ qu'il possédait; pour cela, il songea
à se marier, mais son curé l'en dissuadait, et lui
conseilla de venir me consulter à A..., où j'étais
alors.

Il fut arrêté dans cette consultation que Mouriez se ferait traiter. Je constatai une diminution très-sensible dans le volume du bras et de l'avant-bras, d'où partait l'*aura*, en s'élevant du poignet comme une douleur qui dilatait la partie, traversait le membre et allait au cerveau assez lentement. L'accès éclatait en ce moment; le malade avait le temps de s'y préparer en se couchant par terre.

Pour traitement, je prescrivis un bain tiède général tous les quinze jours, et une cuillerée, chaque matin, d'un sirop contenant cinq centigrammes d'extrait de belladone par cuillerée.

Après six semaines de ce traitement, il n'avait eu que deux accès, c'est-à-dire cinq ou six fois moins qu'auparavant. Je fis continuer encore un mois, en supprimant les bains. Pendant ce mois, il n'éprouva que quelques frémissements nerveux qui se bornaient à l'*aura* et à un éblouissement passager; mais le bras affecté restait faible et émacié.

Je suspendis tout médicament à l'intérieur et lui fis faire des frictions avec la pommade belladonée sur le bras, chaque soir. Ces frictions se continuèrent durant trois mois, sans renouvellement d'accès et avec une grande amélioration du membre, puisqu'il put reprendre les travaux de maréchal.

Pendant les six mois suivants, je donnai tantôt le sirop, tantôt la pommade, avec des interruptions, et je ne m'occupai plus du malade.

Huit ans après, en revenant d'Afrique, j'eus le plaisir, en passant par Allan, de voir Mouriez fort et vigoureux, et père de famille. Il était guéri, mais en conservant une susceptibilité nerveuse qui se bornait à de légères secousses musculaires, auxquelles il ne prête nulle attention.

Un jeune homme de dix-huit ans, épileptique depuis son enfance, à la suite d'une chute avec frayeur, avait vu se rapprocher ses accès jusqu'à en éprouver plusieurs chaque jour; la plupart ne duraient que quelques minutes, quelques-uns jusqu'à un quart d'heure. Ouvrier tisserand et obligé de travailler pour vivre, il avait fini par ne plus pouvoir trouver de travail, parce qu'on le renvoyait, dès les premiers jours, de tous les ateliers où il se présentait.

En 1839, 1er janvier, ce jeune homme, réduit à l'indigence, vint demander l'hospitalité à la maison où je me trouvais alors. Ses traits avaient un air de stupidité, son caractère s'était aigri, il était dégoûté de vivre et désespéré.

Une potion contenant trente centigrammes d'extrait de belladone à prendre dans l'espace de six jours, et renouvelée pendant un mois, le guérit. Il n'éprouva que quelques demi-accès dans la première semaine du traitement. J'y joignis quelques bains simples,

Se voyant guéri, il s'en alla chercher du travail. Un an après, jour pour jour, le jeune homme revint. Ses traits naturels, son air de santé, sa mise propre et sa joie attestaient sa guérison. Il avait travaillé, il était heureux. Il venait nous remercier.

Ce qu'il y a d'assez remarquable dans ces deux observations, c'est que, malgré l'exiguité de la dose à laquelle la belladone a été administrée, les deux maladies n'en ont pas été moins bien guéries ou très-favorablement modifiées.

Voilà un résumé des principaux faits d'épilepsie que nous avons eu occasion de recueillir dans notre longue pratique, et que nous avons traités avec avantage par la belladone. Nous y avons joint quelques observations fournies par quelques-uns de nos anciens élèves ou amis, sur la véracité desquels il nous est impossible d'élever l'ombre du plus léger doute. Depuis cette collection de faits, nous avons encore observé beaucoup d'autres cas d'épilepsie ou d'affection épileptiforme que nous avons traités également avec succès par la belladone, mais que nous n'avons pas consignés dans nos notes. C'est pourquoi, ne nous fiant point assez à notre mémoire et craignant d'être inexact, nous nous abstenons de les rapporter et même seulement de les mentionner. Nous aurions donc pu encore, à la rigueur, grossir le nombre des citations abrégées des faits d'épilepsie ; mais à quoi bon ? c'eût été sans utilité réelle. Quand un chiffre est devenu assez rond et assez respectable, quand il a prouvé tout ce qu'il pouvait prouver comme simple chiffre, il faut renoncer à ce genre de preuves pour s'en tenir aux déductions logiques et aux appréciations générales des faits observés, pour les soumettre à l'action de l'analyse et aux règles de la thérapeutique. Nous nous contenterons de dire qu'il nous est arrivé bien rarement de donner la belladone sans quelque effet avantageux. Ordinairement les accès sont notablement affaiblis, ou éloignés, ou suspendus pendant des semaines, des mois et même des années. Nous avons vu beaucoup de malades chez qui les accès arrivant tous les mois, toutes les semaines, ou même plusieurs fois par semaine, ont été suspendus pendant six mois, un, deux, trois ans et même davantage; car plusieurs nous ont déclaré n'être pas encore retombés depuis sept, huit, neuf et même onze ans. Parmi les divers malades plus ou moins *guéris*, il s'en trouva un atteint d'épilepsie par suite d'une lésion grave au crâne, une fracture du coronal avec dépression notable des os brisés, et, chose remarquable, les accès ont cédé à l'administration de la belladone.

En général, plus les accès épileptiques sont rapprochés, plus on est sûr d'en suspendre le cours presque subitement, ou de les éloigner et de les affaiblir notablement; et, par contre, les

attaques qui sont très-éloignées les unes des autres, ou qui ne reparaissent que tous les quatre,
cinq ou six mois, sont aussi bien plus difficiles à
modifier, c'est-à-dire à suspendre ou à amoin-
drir. Il faut, dans ce cas, donner la belladone
quelque temps avant l'époque présumée de l'accès prochain.

Malgré cette masse de faits en faveur de l'efficacité de la belladone, nous devons convenir que
cette solanée, tout héroïque qu'elle est, est loin
d'être un vrai spécifique. En effet, il nous est
assez souvent arrivé de diminuer promptement
d'abord l'intensité et la fréquence des accès épileptiques, ou même de les suspendre tout à fait
pendant plusieurs mois ou même pendant un an;
mais dès lors aussi toute médication ultérieure
avec la belladone devenait tout à fait inutile et
restait sans effet appréciable; et, dans ces divers
cas, assez nombreux, les moyens ordinaires,
même les plus actifs, demeurent également im-
puissants.

On nous opposera peut-être les faits très-peu
concluants en faveur de la belladone recueillis
dans les salles du docteur Ferrus, par M. Jules
Picard, interne à Bicêtre. Voici le résumé de ces
observations, pris dans la *Revue médicale* (1838,
t. ii, p. 92) : « Depuis le 9 septembre 1837,
vingt-deux malades, dans les salles de M. Ferrus,
ont été soumis au traitement par la belladone.

Chez six d'entre eux, elle produisit divers accidents qui ont nécessité l'abandon du traitement
au bout de quelques jours. Chez huit autres malades, la belladone a été employée pendant un
espace de temps qui a varié de quarante jours à
quatre mois et demi. On l'a cessée chez eux, soit
à cause de son inefficacité, soit parce que les malades se sont lassés du traitement, soit encore
parce qu'ils sont sortis de l'hospice. Les huit autres continuent le traitement. Trois malades ont
commencé par quatre grains, quatorze par six
grains, un par neuf grains, trois par douze
grains. La plus haute dose qui ait été employée
a été de dix-huit grains. Sur quatre observations
que rapporte M. Picard, il y en a trois dans lesquelles on a vu, sous l'influence de la belladone,
les accès d'épilepsie devenir plus rares; il y en
a une dans laquelle ce moyen a été inefficace. »

Ces faits, nous devons le dire, nous paraissent
entachés d'un double vice : d'abord, il est probable que l'extrait de belladone employé dans
ces divers traitements n'était pas préparé comme
celui dont nous nous servons, mais suivant le
procédé ordinaire, c'est-à-dire par l'évapora-
tion lente du jus de la plante, sans ébullition.
Par ce procédé, l'extrait conserve davantage ses
principes volatils, et, par conséquent, il est plus
vireux et plus actif que celui fait par simple décoction de toute la plante verte. Il peut donc

s'administrer à plus haute dose que l'autre. En second lieu, l'extrait employé à Bicêtre, quoique très-probablement fait avec le jus, a pourtant été donné à une dose très-forte, pour ne pas dire toxique. Aussi, chez six malades, la belladone a causé des accidents qui ont nécessité l'abandon du traitement, soit qu'il parût inefficace, soit que les malades s'en fussent *lassés,* comme on le dit, ou qu'ils aient quitté l'hospice. On n'aurait pas dû dépasser la dose de vingt centigrammes par jour pour l'extrait sans décoction. On a fait bien plus : on a commencé la dose par vingt, trente, quarante, et même jusqu'à soixante centigrammes par jour, dose que l'on a portée quelquefois jusqu'à un gramme. Il est extrêmement probable que ces doses excessives, perturbatrices et quasi-toxiques, sont la véritable cause de ces insuccès, et nous demeurons persuadé que, si l'on eût administré l'extrait de belladone fait par simple décoction aqueuse de la plante verte, et à la dose seulement de vingt à vingt-cinq centigrammes par jour, on en eût certainement obtenu chez tous des avantages plus ou moins marqués, sans produire d'accident chez aucun.

MM. Trousseau et Pidoux mentionnent aussi, dans leur *Thérapeutique,* ces vingt-deux faits de Bicêtre. Mais, ce qui est au moins bien singulier, ils paraissent les citer pour prouver l'efficacité de la belladone contre l'épilepsie. Ils rapportent (t. ii, p. 72, 2e édit.) que Greding n'a point guéri d'épilepsie par la belladone, mais qu'il en a singulièremen amendé les accidents; et ils ajoutent que le; vingt-deux faits de Bicêtre *confirment l'observation* de Greding, c'est-à-dire, apparemment, qu'ils ont *aussi singulièrement amendé les accidents*. Quant à nous, comme on l'a vu plus haut, nous rapportons les faits de Bicêtre dans un but contraire, ou du moins comme objection à nous opposer. D'après l'analyse ci-dessus rapportée, ces *succès* ne paraissent établis que sur trois cas (de vingt-deux) où les accès sont seulement devenus plus rares. Si nous n'avions eu que de pareilles observations à produire en faveur de la belladone, l'idée de les citer ne nous serait certes jamais venue. Nous n'acceptons donc ces *succès* obtenus à Bicêtre qu'à titre d'expérimentations nulles, ou du moins d'une valeur fort équivoque. Nous signalons ce point d'observation expérimentale, afin qu'on ne soit pas tenté d'assimiler nos succès à ceux obtenus à Bicêtre. Au reste, il est bon de faire observer que le plus souvent on ne rencontre dans les hôpitaux que des épileptiques plus ou moins incurables, et qui, comme dit M. le docteur Delassiauve, ont épuisé au dehors toutes les médications avant leur admission à l'hôpital.

Il est inutile de faire remarquer que nous ne

prescrivons en général la belladone que contre les épilepsies qui nous paraissent essentielles, c'est-à-dire indépendantes de toute cause organique ou matérielle appréciable.

Si dans l'épilepsie symptômatique, après la destruction de la cause, les accès persistaient encore par une sorte d'habitude nerveuse, on les combattrait avec avantage par la belladone, et surtout, à son défaut ou à son insuffisance, par le quinquina seul ou associé à la valériane.

Enfin, nous devons dire aussi que nous avons rencontré des cas d'épilepsie très-intense où la belladone, ainsi que tous les remèdes dits anti-épileptiques, ont été complètement inutiles. Il n'y a pas longtemps encore, nous l'avons vue échouer de la manière la plus complète, chez un jeune homme très-fort et qui n'était épileptique que depuis moins d'un an. Nous connaissons un autre sujet très-robuste, d'une trentaine d'années environ, atteint, sans cause connue, de très-fortes attaques d'épilepsie, qui, depuis une douzaine d'années, reviennent à peu près toutes les cinq ou six semaines. Nous l'avons traité à diverses reprises par la belladone, et jamais nous n'avons pu, à l'aide de ce remède ni d'aucun autre, éloigner les accès ou en diminuer l'intensité. Nous avons donc abandonné ce pauvre malade comme absolument incurable ou réfractaire à tous les moyens de l'art; nous ne disons pas de la nature, car, avec la révolution de l'âge, les modifications du tempérament et des diathèses morbides, les maladies chroniques nerveuses ou autres peuvent subir des transformations favorables, et même se terminer par certaines éruptions cutanées, des espèces de crises *dépuratoires;* ou même elles peuvent insensiblement s'éteindre sans être suivies d'aucune autre maladie ou crise quelconque. Depuis que nous n'employons plus aucun remède chez ce malade, ses accès vont en diminuant d'intensité. Qui pourra nous assurer qu'il ne guérira pas par la seule puissance des synergies, c'est-à-dire, par la force médicatrice de la nature?

Il y a donc des épilepsies qui résistent complètement à l'action de la belladone. Il y a plus, il est des sujets auxquels elle est évidemment nuisible : ce sont des natures toutes particulières. Nous avons vu, sous l'influence de cette solanée, tout héroïque qu'elle est, les accès augmenter chez une femme qui était épileptique depuis plus de vingt ans. Il a fallu absolument y renoncer.

Il est, au reste, très-important de faire remarquer que, dans les cas d'épilepsie qui résistent à l'administration de l'extrait de belladone, même à haute dose et longtemps continué, il faut quelquefois suspecter les qualités de l'extrait employé, ou même peut-être son mode de préparation. Voici un fait curieux qui vient à l'appui de cette assertion : un enfant de dix à douze ans éprouvait depuis plus d'un an des accès épileptiques avec perte de connaissance, etc. Le médecin ordinaire de la famille, dès le commencement de la maladie, avait administré sans aucun effet l'extrait de belladone pris dans une des pharmacies de la localité. Ce médecin, étonné et découragé, conseilla de conduire l'enfant chez nous; ce qui eut lieu, il y a environ deux ans. Le même remède fut continué et à la même dose, mais c'était l'extrait de belladone préparé suivant notre procédé, qui sera indiqué plus loin au chapitre III. Depuis ce moment, c'est-à-dire, depuis deux ans, l'enfant n'a plus eu d'accès.

Il y a quelque temps, un médecin d'un département voisin vint se plaindre à nous de l'inefficacité de la belladone dans toutes les maladies où nous l'avions employée avec le plus d'avantage. Sur votre parole, me dit-il, j'administre souvent l'extrait de belladone pris chez nos pharmaciens, et je n'en obtiens aucun résultat; ce médicament demeure toujours sans effet appréciable. Je lui répondis : si l'action de votre extrait vous paraît nulle, essayez-en du nôtre. Il en emporta avec lui, l'employa dans les mêmes maladies qu'il avait déjà traitées inutilement et obtint aussitôt les plus heureux résultats.

Nous le répétons, nous sommes loin sans doute

de présenter ces faits incomplets comme des preuves de l'action spécifique de la belladone dans l'épilepsie ; mais il n'en est pas moins vrai que, réunis à la masse imposante de tous les autres faits que nous avons observés, ils nous autorisent à conclure que la belladone possède une vertu thérapeutique élective, spéciale, très-prononcée contre presque toutes les affections convulsives et surtout contre l'épilepsie et l'hystérie ; et qu'à ce titre, suivant nous, aucun agent thérapeutique connu ne peut lui être comparé. Voilà l'expression de nos plus intimes convictions.

Maintenant, passons au traitement de l'hystérie par la belladone, puisque nous venons de prononcer le mot hystérie.

§ II.

HYSTÉRIE ET AFFECTIONS HYSTÉRIFORMES.

Nous avons traité beaucoup moins d'hystéries que d'épilepsies par nos pilules de belladone. L'hystérie, comme on le pense bien, résiste généralement moins à l'action de la belladone que la véritable épilepsie.

Voici un fait d'hystérie fort remarquable qui prouve on ne peut mieux l'efficacité de la belladone contre cette maladie. Il nous a été fourni par un de nos anciens élèves : « Une femme de quarante ans, d'un tempérament nervoso-bilieux très-prononcé, apprend que son fils aîné s'est noyé en se baignant dans la rivière. Aussitôt syncope prolongée, suivie d'un état de folie complet. A cet état d'aliénation succède une attaque de nerfs très-forte avec perte de connaissance, et revenant tous les soirs, de huit à neuf heures. Le médecin ordinaire conseille les bains de *rivière ;* mais au seul aspect de la rivière, tombeau de son fils, la malade tombe dans des crises affreuses. Force est donc au médecin de recourir aux bains froids domestiques, aux opiacés et à divers autres moyens; mais tout sans avantage bien marqué, si ce n'est une légère diminution dans l'intensité des accès, qui continuent néanmoins à revenir tous les soirs à heure fixe. Deux autres médecins, appelés en consultation, ordonnent le sulfate de quinine et des tisanes rafraîchissantes. Sous l'influence de cette médication (très-rationnelle d'ailleurs), qui dura au moins quinze jours, les accès, au lieu de diminuer, ne firent qu'augmenter. Au bout de six mois de traitement infructueux, je fus appelé, et trouvai la malade dans l'état suivant : elle a le regard hébété; paraît très-insouciante, même de guérir; elle est très-maigre, sans force ni courage, ne pouvant ni se tenir debout ni rester assise sur une chaise. Elle se tenait toute la journée accroupie, le ventre appuyé sur les deux genoux, le siége sur les talons, les bras étendus en avant, et les mains jointes qui soutenaient les jambes et embrassaient les tibias. Je lui dis : N'étiez-vous pas, par hasard, dans un moment critique quand votre malheur arriva? — Oui, Monsieur. — Avez-vous été réglée depuis? — Non, Monsieur. — D'où partent vos attaques, où les sentez-vous d'abord quand elles arrivent? — Au bas-ventre. Je me sens une boule qui me monte au cou, m'étouffe, me donne des attaques dans tous les membres, et puis je perds la tête (littéral). Je prescrivis aussitôt deux pilules par jour d'extrait de belladone, de dix centigrammes chaque. Dès le premier jour, il y eut une diminution très-notable dans l'accès et plus encore dans le second; le troisième n'offrit que des spasmes seulement, et le quatrième ne fut marqué que par des bâillements. Depuis ce jour (dix-huit mois), elle n'a plus jamais rien ressenti de cette terrible maladie. Je lui fis prendre encore pendant un mois cinq centigrammes de belladone, dans le but de consolider cette guérison extraordinaire et quasi subite. C'est, en effet, à ne pas y croire. Tout le monde, et surtout les médecins, en étaient dans la stupéfaction et l'admiration. »

Cette observation d'hystérie très-grave et très-intense est fort remarquable par la périodicité parfaite de ses accès et sa résistance formelle au sulfate de quinine. Elle est plus remarquable encore par sa guérison presque subite opérée par la belladone seule, administrée sans gradation, c'est-à-dire à la dose de vingt centigrammes dès le premier jour. Ainsi le quinquina, administré pendant quinze jours contre une maladie nerveuse avec des accès régulièrement périodiques, ne fait qu'augmenter la violence des attaques hystériques; les bains froids, les opiacés et autres moyens appropriés ne produisent qu'une légère diminution dans l'intensité des accès : aucun n'a pu dompter ces formidables attaques qui auraient probablement fini par entraîner la perte de la malade. La belladone seule, qui est pour nous le sédatif par excellence des affections nerveuses, convulsives et spasmodiques, a fait promptement justice de cette maladie, qui paraissait au-dessus des ressources de la thérapeutique, ou du moins qui avait résisté aux traitements les plus rationnels et les plus sagement combinés. Il est fâcheux que M. le docteur Ferrand de Missol n'ait point eu recours à la belladone dans l'observation si remarquable d'hystérie qu'il a publiée dans le cahier d'avril 1849 de la *Revue médicale*.

Voici un autre fait bien remarquable et même fort extraordinaire, guéri ou suspendu par la belladone : il nous a été fourni aussi par un de nos anciens élèves.

« Une jeune fille d'un tempérament lympha-
tique-nerveux, mal réglée, fut atteinte, à l'âge
de vingt-cinq ans, d'accidents hystériques tellement extraordinaires, que non-seulement ses
voisins, mais même plusieurs médecins distin-
gués, les regardèrent comme provenant de folie.
Cela est si littéralement vrai que la pauvre fille
fut pendant plusieurs mois enfermée dans un appartement d'où elle ne sortait point. Voici, du
reste, en quoi consistaient les crises fréquentes
qu'elle éprouvait.

« Au milieu d'une occupation quelconque,
d'une conversation, par exemple, elle s'arrêtait
tout à coup, fixait attentivement la terre, comme
si elle eût écouté avec la plus vive frayeur; son
œil s'animait, et, après ce petit temps d'arrêt,
elle bondissait en poussant un cri horrible. En
même temps, sa figure devenait rouge et sa bouche s'agitait convulsivement. Ses membres se
tendaient, tremblaient et exécutaient les mouvements les plus singuliers et les plus variés.
Tantôt elle sautait sur un meuble et y prenait la
position la plus bizarre, la plus difficile : elle
gardait quelquefois cette pénible attitude pendant plusieurs minutes, comme le font les sau-
teurs de corde pour donner au spectateur le
temps d'admirer leur force; tantôt c'était une
succession rapide de sauts, de bonds, de contorsions, de coups de pied par terre, et tout cela

accompagné de cris effroyables, de véritables hurlements. Assise sur une chaise, elle sautait d'un seul bond par dessus une table et quelquefois plus de deux pieds au-dessus. Chaque crise durait de cinq à vingt minutes, et se répétait ordinairement tous les huit ou quinze jours : elles se terminaient toutes par des pleurs.

« Il y avait six ans que cette pauvre fille bien pieuse, peu intelligente, était dans cet état affreux, lorsque j'entrepris de la traiter. Plusieurs personnes qui me portaient intérêt essayèrent de me détourner de cette entreprise, trop hardie peut-être pour un jeune homme débutant; mais j'avais étudié, j'avais vu; j'osai : je donnai la belladone, et, dès le début, j'eus la satisfaction de voir les accès revenir moins fréquemment. Enfin, ils devinrent de plus en plus rares à mesure que j'augmentai la dose du médicament (je n'ai pas dépassé trente-cinq centigrammes par jour), et au bout de six mois tous les accidents avaient cessé. Trois mois plus tard, la malade éprouva une sorte de vertige qui lui fit craindre de revenir à son premier état. J'administrai de suite quelques centigrammes d'extrait de belladone, et, depuis trois ans et demi, la malade n'a éprouvé aucun accident nerveux; bref, je regarde sa guérison comme radicale. »

Nous nous bornons à ces deux longues et remarquables observations, qui, ce nous semble, doivent suffire, après l'exposé de tous les faits nombreux d'épilepsie, pour prouver que la belladone n'agit pas moins d'une manière spéciale et élective contre l'hystérie que contre l'épilepsie.

Nous-même, nous avons fort souvent administré avec succès la belladone et conseillé son emploi à d'autres médecins contre l'hystérie. Mais, comme cette plante n'était pas seule et qu'elle était associée à d'autres substances dites anti-hystériques, comme l'assa-fœtida, le camphre, etc., nous nous abstenons de mentionner ici ces faits mixtes en faveur de l'héroïque solannée.

§ III.

CHORÉE OU DANSE DE SAINT GUY. — TREMBLEMENT RÉPUTÉ NERVEUX, PARTIEL OU GÉNÉRAL.

Nous avons souvent employé avec succès la belladone contre la chorée; et, depuis longues années, nous ne nous servons pas d'autres remèdes contre la *danse de saint Guy*, pure et sans complication. Nous avons négligé ou oublié de recueillir des notes sur cette aberration nerveuse. Nous ne mentionnerons donc que le fait suivant pour faire ressortir la promptitude d'action de la belladone contre la chorée.

Un petit garçon de huit à dix ans, après avoir pris, pendant trois jours seulement, une pilule de cinq centigrammes d'extrait de belladone matin et soir, fut tellement mieux, que les parents, étonnés, le croyaient tout à fait guéri. La chorée, qui était intense, n'était que suspendue. Elle reparut aussitôt après que toutes les pilules furent prises.

Voici une observation de chorée chronique réputée incurable, qui pourtant a été guérie avec l'atropine, après avoir résisté à la poudre de racine de belladone. Elle est tirée du *Journal des connaissances médico-chirurgicales.*

Un homme de trente-cinq ans, en proie à toutes sortes d'affections vénériennes depuis l'âge de vingt ans, a fini par être atteint d'une chorée chronique qui avait commencé par un léger mouvement involontaire aux deux mains, et qui peu à peu est arrivé à être une danse involontaire et continue. C'était avec difficulté qu'il portait la main à la bouche ou qu'il marchait. Ce malade a été traité en vain par l'iodure de potassium à haute dose, continué pendant trois ou quatre mois, par les bains sulfureux répétés tous les deux jours durant plusieurs mois, par les bains de vapeur, la noix vomique, les révulsifs, les antispasmodiques, etc. Enfin, M. Rostan, qui affirme que la chorée chronique ne guérit que bien rarement, quoi qu'on fasse, fit administrer à ce malade la poudre de racine de belladone, depuis la dose de cinq centigrammes jusqu'à celle d'un gramme. Cette dernière dose diminua notablement les mouvements convulsifs du malade, sans les faire cesser toutefois; mais elle produisit des symptômes cérébraux et gastriques qui nécessitèrent la réduction de la dose à soixante centigrammes. Bientôt après, la maladie reprit son intensité première, et on laissa le malade quelque temps sans aucun traitement. On le soumit plus tard à l'action des arsenicaux, mais sans avantage appréciable. On chercha, en 1847, à faire entrer cet homme à Bicêtre comme incurable; mais la décision du conseil des hôpitaux ne lui ayant pas été favorable, à cause de sa qualité d'étranger, son sort était sans espoir, lorsqu'on essaya sur lui l'effet de l'atropine. Son économie étant habituée depuis longtemps à l'usage du poison, on commença chez lui à la dose de trois milligrammes, qui fut portée, au bout de deux jours, à un centigramme, et, le cinquième jour, on porta la dose à 0,015. L'atropine était appliquée sur le derme, dénudé au moyen d'un vésicatoire. Développement de phénomènes toxiques cérébraux, mais en même temps diminution considérable des mouvements choréiques. Toutefois, comme les phénomènes toxiques étaient inquiétants, on ramèna la dose d'atropine à un centigramme, et on la fit prendre en potion, afin d'éviter la douleur locale. Le malade a pu s'habituer à cette dose, et tous les mouvements involontaires ont peu à peu complètement disparu. Aussi fait-il, depuis plusieurs mois, l'office d'infirmier à l'Hôtel-Dieu. Il peut même tenir une plume et écrire une lettre, ce qu'il n'avait pu faire depuis quatre ans.

On peut se demander pourquoi on n'a point employé ici l'extrait de belladone, au lieu de la poudre de la racine et de l'atropine? On peut croire qu'on aurait obtenu par l'extrait aqueux par simple décoction des effets et plus prompts et meilleurs, sans phénomènes toxiques. Quant à la racine de belladone, puisqu'on l'a employée sans que nous sachions pourquoi, nous dirons à cette occasion que nous préférons généralement la racine aux autres préparations faites avec la plante de la belladone, dans le traitement des maladies de poitrine, comme nous le verrons pour la coqueluche, l'asthme, etc. De plus, nous n'avons jamais été partisan de ces grandes réductions des substances toxiques. La moindre erreur posologique, ou un léger *quiproquo* peut causer les accidents les plus graves et la mort même. On parle, dans le *Bulletin de thérapeutique,* avril 1845, d'un empoisonnement mortel causé par *cinq centigrammes* d'acétate de morphine absorbés par le corps muqueux de la peau. Si l'on commence par des milligrammes d'atropine, comme dans l'espèce présente, sur un adulte, quelle dose donnera-t-on à un enfant de quelques mois atteint de coqueluche? Vous aurez des doses presque insaisissables, homœopathiques, c'est-à-dire, que vous ne saurez presque ce que vous administrez en employant des substances toxiques si dangereuses et si difficilement maniables. Est-ce que les extraits de belladone, de noix vomique, d'opium, et le laudanum de Syden-ham, etc., ne nous suffisent pas?

Quant au tremblement nerveux, nous l'avons vu céder ordinairement aux pilules d'extrait de belladone; mais souvent aussi il revient dès qu'on cesse le remède.

§ IV.

COQUELUCHE. — TOUX NERVEUSE DES ADULTES. — ASTHME. — STERNALGIE, OU ANGINE DE POITRINE. — HOQUET SPASMODIQUE PERSISTANT. — CONSTRICTION SPASMODIQUE DE LA GORGE ET DU LARYNX. — APHONIE, ETC.

Coqueluche. On sait assez aujourd'hui que c'est Schœffer, médecin de Ratisbonne, qui a employé le premier la belladone contre la coqueluche. Hufeland aussi y a eu recours avec le plus grand succès. Mais c'est surtout Wetzler qui en a fait ressortir les héroïques vertus dans une épidémie de coqueluche qui régna, en 1810, à Augsbourg. Trente enfants furent soumis au traitement par la belladone, et ils guérirent tous du

huitième au quinzième jour. (Voir le *Dictionnaire des sciences médicales.*)

Depuis trente-sept ans, nous avons très-souvent employé la poudre de la racine de belladone contre la coqueluche, ou plutôt, depuis
cette époque (1815), nous n'avons pas été obligé
d'employer aucun autre agent thérapeutique
contre la toux convulsive des enfants. Mais c'est
surtout dans les grandes épidémies de coqueluche que l'on a constaté la grande vertu, je dirai même la puissance presque spécifique de la
belladone. C'est ainsi que nous avons observé, il
y a trente-cinq ans, une épidémie de coqueluche
où la poudre de racine de belladone guérissait
absolument et spécifiquement, en huit à dix
jours, un très-grand nombre d'enfants qu'aucun
autre moyen n'avait pu soulager. On trouve la
description de cette remarquable épidémie dans
la *Dissertation inaugurale sur la belladone* (année 1822), d'un de nos anciens élèves, M. le docteur Mazier, médecin de l'hospice de l'Aigle
(Orne), et dans notre *Thérapeutique appliquée,*
4e édition.

A l'exemple des médecins allemands, nous
employons la poudre de la racine, mais à bien
plus haute dose.

Voici, du reste, notre méthode thérapeutique,
ou les règles que nous avons formulées relativement au mode d'administration de la poudre de

belladone, à l'occasion de l'épidémie de coqueluche ci-dessus mentionnée. La dose se règle sur
le nombre des mois de l'enfant; autant de fois
cinq centigrammes, ou autant de grains qu'il y a
de mois d'âge, à donner en douze jours. Ainsi,
pour un enfant de six mois, on donnera trente
centigrammes (six grains) en douze jours; un enfant de deux ans et demi ou de trente mois, en
prendra un gramme et demi (trente grains) en
douze jours. Pour les enfants au-dessus de six
ans, on ne dépasse pas la dose de trois grammes
pour douze jours (soixante grains ou cinq par
jour), et toujours en trois fois. Exemple d'une
formule pour un enfant de trois ans ou trente-six
mois :

Pr. poudre de racine de belladone, 2 gram.
Divisez en 12 paquets égaux.

Mode d'administration : On donnera un paquet par jour en trois fois, un tiers matin, midi
et soir, délayé dans une cuillerée de lait sucré.
S'il y a des vomissements, on fera en sorte, s'il
se peut, de donner la poudre immédiatement
après une crise de vomissement et de toux. Avant
d'administrer ce remède, on combattra les symptômes phlegmasiques ou pléthoriques par les
sangsues, et, en général, on ne le commence
pas avant le dixième ou le douzième jour, ou
même quelquefois le quinzième. Enfin on attend

que les quintes aient pris leur caractère propre, spécifique ou *pertussique*.

Depuis nos observations, plusieurs médecins, qui en ont eu connaissance, ont prétendu que la belladone aurait été impuissante dans quelques épidémies, ou du moins qu'elle n'y aurait été que d'une utilité secondaire. La chose est, à la rigueur, très-possible. Nous n'avons pas le droit de nier l'exactitude de ces observations pour ne pas les avoir faites nous-même. On ne peut se refuser à les admettre quand on se rappelle combien le caractère et le génie des épidémies sont variables et inconstants. Nous voulons croire que les préparations de belladone étaient de bonne qualité et semblables aux nôtres, faites avec la racine plus ou moins fraîche de la belladone. Si ces insuccès ont été réellement bien constatés, comme nous le pensons, ne peut-on pas les attribuer, au moins en grande partie, à l'exiguité de la dose de la belladone? Car il est certain que presque tous les médecins emploient cette plante à trop faible dose, surtout contre la coqueluche et l'épilepsie. C'est ce qui nous est arrivé à nous-même dans nos premiers essais; et nous n'avons eu des succès positifs et constants que lorsque nous avons employé la belladone à haute dose et à peu près suivant les règles ci-dessus formulées. De plus, il faut se rappeler que nous n'employons que la racine de belladone contre la co-

queluche, suivant la méthode des médecins allemands Schœffer, Hufeland, Wetzler, etc. A ce
sujet, voici un fait curieux qui confirme parfaitement cette assertion ou ce genre de médication.
Un de nos anciens élèves nous écrivait, il y a
plusieurs années, ce qui suit : « Nous avons une
épidémie que personne ne guérit ici... J'ordonnai, au commencement de l'épidémie, pour plusieurs enfants, la poudre de racine de belladone,
à haute dose, suivant votre méthode. Je voyais
toujours que lorsque le traitement était fini, la
maladie marchait comme auparavant... Je ne
donnais cependant la belladone qu'après la disparition de la période d'irritation ou de l'inflammation bronchique. Étonné et ennuyé de tous
ces insuccès, je demandai à voir les poudres, qui
étaient tout simplement des poudres de feuilles
de belladone. Le pharmacien, n'ayant jamais eu
de poudre de la racine, crut que celle des feuilles
ferait le même effet. Maintenant, depuis qu'il
s'en est procuré, mes coqueluches cèdent toujours à un seul traitement, et souvent huit ou
dix jours suffisent. Aussi je fais ici le monopole
en fait de coqueluches. »

M. Barbier rapporte, dans sa *Matière médicale,* que, voulant combattre une quinte de toux
périodique, il fut obligé de donner jusqu'à deux
scrupules (plus de deux grammes) de poudre de
feuilles de belladone; ce qui produisit des effets

toxiques formidables, comme cécité, prostration, etc. Nous sommes persuadé qu'une légère
dose, comme dix, quinze à vingt centigrammes
au plus de la poudre de racine ou même d'extrait
de belladone, à défaut de poudre, eût calmé la
toux, sans produire aucun accident grave, ni sur
le système optique, ni sur le système musculaire
locomoteur.

Maintenant, pour revenir à l'objection d'inefficacité de la belladone dans quelques épidémies
de coqueluche, si nous avions l'occasion de constater cet insuccès ou cette inefficacité dans une
épidémie de coqueluche, savez-vous ce que nous
ferions? A l'exemple de Sydenham, de Stoll, etc.,
nous étudierions, avec tout le soin dont nous
sommes capable, le caractère et le génie de cette
épidémie, afin de nous assurer si elle est de nature inflammatoire, bilieuse, muqueuse, catarrhale, etc. De plus, nous examinerions avec un
égal soin le caractère de la constitution médicale
de la saison, de l'épidémie régnante, des maladies
courantes sporadiques de l'année et même de
l'année précédente, afin d'en constater la corré-
lation avec l'épidémie de coqueluche actuellement
régnante, et, de cet ensemble de circonstances
et de données pratiques préliminaires, nous ferions découler les indications thérapeutiques.

Si, par exemple, le génie épidémique était
inflammatoire, nous insisterions davantage sur

les médications antiphlogistiques; s'il était bilieux, muqueux, catarrhal, nous ferions prévaloir les médications vomitives, évacuantes, *incisives*, etc., sauf à recourir ensuite au sédatif spécial, à la belladone, après la destruction ou l'atténuation des divers éléments morbides précités. Telle serait toujours notre ligne de conduite dans la réalisation de l'espèce présente, ainsi que dans celle de toute autre espèce possible.

Il est pourtant des médecins qui emploient la belladone dans toutes les périodes de la coqueluche, quel que soit le caractère que présente l'épidémie. « On ne saurait trop insister sur les propriétés multiples de la belladone, dit M. le docteur Guesdon. Chaque praticien doit lui apporter son tribut. Les docteurs Debreyne, Chrestien, Martin Lauzer, etc., l'ont fait largement. Pour mon compte, j'ai employé le sirop de belladone dans plusieurs épidémies de coqueluche, et en ai toujours obtenu de bons résultats : je l'administre dans *toutes les périodes* de la maladie, quel que soit le caractère que présente l'épidémie, et pendant tout le temps que durent les quintes de toux convulsive. Huit à dix jours, et même quelquefois moins, de l'usage du médicament, suffisent pour arrêter ces quintes fatigantes.

« Voici la formule de la potion dont je me sers et la manière dont je la fais prendre :

Sirop de belladone, ⎫
Sirop de pavot, ⎬ aa 3o grammes.
Hydrolat de tilleul, ⎭
　　Id.　　de fleurs d'oranger, 4 grammes.

« La dose varie suivant l'âge du sujet : premier mois, 1 cuillerée à café par jour; deuxième mois, 2; troisième mois, 3; quatrième mois, 4; cinquième mois, 5; sixième mois, 6; du sixième mois à un an, 8; d'un an à deux, 10; de deux ans à trois, 12. On peut augmenter la dose après cet âge, jusqu'à 16 et 18 cuillerées à café par jour. »

M. le docteur Artaud, médecin du midi de la France, rapporte, dans le cahier du 3o octobre 1851 de la *Revue thérapeutique du Midi* (Montpellier), qu'il a observé une épidémie de coqueluche, au mois de mars dernier, dans laquelle, dit-il, il n'a eu qu'à se louer de la poudre de racine de belladone; car, ajoute-t-il, « je puis le dire hautement, en peu de jours la coqueluche était coupée ».

Le docteur de Léris, dans ses annotations à la *Médecine pratique* de Cullen, traduite par Bosquillon, affirme qu'il a vu la poudre de belladone diminuer *constamment* les accès, et faire cesser, dans l'espace de huit à dix jours, la coqueluche la mieux caractérisée.

Le docteur Duhamel s'exprime ainsi, dans son

Mémoire sur la coqueluche : « En 1824, beaucoup d'enfants furent confiés à mes soins; tous
indistinctement prirent de la poudre de belladone, et la plupart recouvrèrent la santé en peu
de jours... En 1825, 26, 28 et 1830, tous les enfants que je traitai de la coqueluche nerveuse
commençante, en furent débarrassés dans l'espace de trois, quatre, cinq ou six jours, au
moyen de la belladone. Depuis lors, cette médication a rarement échoué... J'avais déjà, en 1819,
recueilli quelques observations tendant à prouver son efficacité, mais je ne pouvais pas encore
me rendre compte de son insuffisance dans certaines circonstances. Un de mes amis, médecin
à Mantes, qui, à ma sollicitation, l'a exclusivement employée toutes les fois qu'il a eu à traiter
la coqueluche, m'écrivait, il y a longues années:

« L'efficacité de la poudre de racine de bella-
« done est incontestable; elle a fait cesser, en
« six ou huit jours, chez les trois quarts de mes
« malades, la coqueluche la mieux caractérisée.
« C'est un remède héroïque. Pourquoi ne réus-
« sit-il pas toujours? C'est ce que nous saurons
« sans doute un jour. »

Il faut faire remarquer ici que M. Duhamel a
donné la belladone à une dose assez élevée, c'est-
à-dire, à une dose convenable et suffisante pour
assurer le succès de ses traitements; il l'a portée
à vingt centigrammes, et c'est ce qui l'a fait réus-

sir : c'est là du moins notre conviction. « Très-souvent, dit-il, cette médication simple a suffi pour faire cesser en quelques jours la coqueluche qui paraissait, eu égard à la violence des accès, devoir durer le plus longtemps. . »

Toux nerveuse des adultes. Nous comprenons, sous cette dénomination, toute espèce de toux qui n'est point produite par une cause organique, phlegmasique, catarrhale, etc., fût-elle même vermineuse, rhumatismale, goutteuse, humorale, herpétique, psorique, métastatique, et même catarrhale chronique. Car nous employons la belladone contre toutes les toux, excepté contre celles qui sont déterminées par des phlegmasies aiguës des poumons, de la plèvre ou de la muqueuse bronchique. Nous y avons toujours recours dans les toux fatigantes et plus ou moins sèches des phthisies et des catarrhes chroniques graves, ou phthisies dites muqueuses. — Il y a environ dix à douze ans, se présenta chez nous une femme atteinte, depuis une douzaine d'années, d'une toux spasmodique excessivement bruyante, et, pour ainsi dire, comme *aboyante.* Elle était accompagnée d'un état convulsif général tellement violent, qu'il fallait les bras d'un homme vigoureux pour le comprimer et empêcher la malade de se blesser. Nous fîmes donner à cette malheureuse femme des pilules d'extrait de belladone, et le jour même elle fut délivrée de ce mal affreux et journalier. Pendant près d'un an, elle n'en a pas ressenti de nouvelle crise.

Asthme. La belladone est aussi notre meilleur remède contre l'asthme. Nous y joignons presque toujours les fumigations de feuilles sèches de stramonium, en cigarettes ou à la pipe, et souvent même nous nous bornons à ce dernier moyen, fumé pur et à haute dose. Nous avons fait fumer aussi les feuilles de belladone; mais nous préférons de beaucoup le stramonium, qui ne dessèche pas la gorge comme la belladone. Quelques-uns de nos anciens asthmatiques, à qui nous avons procuré de la graine de datura stramonium ou de pomme épineuse, la cultivent avec soin dans leurs jardins, et disent qu'avec cette plante ils n'ont plus besoin ni de médecin ni de pharmacien.

Bien que nous ayons rencontré un certain nombre de cas d'asthme, où les accès ont paru supprimés sans retour sous l'influence de la poudre de la racine de belladone, mêlée à quelques autres poudres dites expectorantes et *incisives,* le stramonium est souvent aussi le seul remède que nous administrions aux nombreux asthmatiques, c'est-à-dire, que nous faisons fumer des feuilles de stramonium à tous les malades atteints de dyspnée chronique, continue ou intermittente, où l'on ne découvre ni lésion organique des poumons, ni affection du cœur, etc. Nous devons ajouter qu'à l'aide de la poudre complexe de la belladone, nous avons bien fait disparaître des accès d'asthme pendant un certain temps, même pendant plusieurs années, mais qu'ils ont reparu de nouveau pour disparaître encore sous l'influence de la même poudre : tel fut le cas, entre autres, d'un homme qui avait contracté un asthme violent dans le travail excessif d'un incendie. Nous sommes forcé de nous borner ici à ce peu de données pratiques sur l'asthme ; car, ayant négligé de recueillir des faits ou observations détaillées, nous n'oserions les citer d'après de simples ou de vagues souvenirs.

Nous ne pouvons nous dispenser cependant de rapporter ici, malgré son immense étendue, une observation extrêmement importante et curieuse, qu'on a rattachée à l'asthme et qualifiée de *névrose des poumons, simulant la phthisie pulmonaire au dernier degré, et guérie en deux jours par l'extrait de belladone et la fumée de stramonium*. Vu la haute importance pratique de ce fait si extraordinaire, nous le copierons textuellement jusque dans ses moindres détails. Nous espérons qu'on nous pardonnera la longueur de cette citation en faveur de son intérêt pratique. Nous la ferons suivre de quelques réflexions thérapeutiques.

« Nous appelons l'attention de nos lecteurs sur un fait de la plus haute importance pratique.

Il montrera la faute que nous avons faite, en acceptant, sans nouvel examen de notre part, un diagnostic déjà porté par deux de nos confrères; diagnostic dont l'exactitude, du reste, semblait attestée par tous les signes rationnels et par l'état général de la malade. Cette observation fera voir à nos confrères que, pour le diagnostic et le pronostic de la phthisie pulmonaire, comme de toute autre affection de la poitrine, on ne peut, dans aucun cas, se contenter des symptômes généraux; qu'il n'y a d'autre base certaine de jugement que dans l'auscultation, et que, dans aucun cas, on ne peut se dispenser de la pratiquer.

« Je fus appelé, le 23 avril, pour donner mes soins, en qualité de médecin du premier dispensaire de la société philanthropique, à Mme Gillot, âgée de trente-deux ans, femme d'un employé de l'Opéra-Comique, et mère de cinq enfants. Cette femme était malade depuis plus d'un an, et avait déjà été traitée par deux autres médecins; ce n'est qu'après avoir épuisé ses ressources, qu'elle avait eu recours aux soins gratuits du dispensaire. Avant que je visse la malade, le mari m'avait prévenu que sa femme ne présentait plus aucune chance de guérison; que depuis huit mois elle était condamnée par les deux médecins qui l'avaient soignée, notamment par le dernier, M. le docteur X..., qui logeait dans la même maison, lequel ne lui donnait que huit à dix jours à vivre, arrivée qu'elle était au dernier terme de la phthisie pulmonaire. L'opinion de ce dernier confrère, qui venait de publier un très-bon livre sur la phthisie pulmonaire, était d'un grand poids pour moi. Aussi, en voyant la malade et les symptômes qu'elle présentait, je ne doutai pas un instant de l'exactitude du jugement qu'il avait porté; et, vu l'état de saleté de cette pauvre femme, je me dispensai de porter l'oreille sur les parois de sa poitrine. Qu'observait-on, en effet? Depuis quatre mois la malade n'avait point quitté le lit, et son état s'était constamment aggravé. Elle était dans le marasme squelétique le plus complet; la peau était chaude, le pouls petit et fréquent; il y avait toutes les nuits des sueurs colliquatives abondantes, surtout à la poitrine et à la tête, et, depuis plus de deux mois, un dévoiement opiniâtre; de plus, la toux était incessante, la nuit et le jour, et elle rendait, par vingt-quatre heures, une cuvette pleine de crachats phlegmorrhagiques et puriformes. La malade ne pouvait supporter d'autre aliment qu'un peu de bouillon ou de lait, et encore les vomissait-elle souvent par suite des quintes de toux.

« J'avoue qu'en présence de ces symptômes, je ne révoquai point en doute l'existence de cavernes tuberculeuses dans les poumons, et, comme mon confrère X ..., je pronostiquai une mort assez prochaine. Je bornai mon traitement aux boissons pectorales, aux loochs, aux potions diacodées, aux lavements amilacés et laudanisés, et à des pilules d'agaric blanc et d'acétate de plomb, pour modérer les sueurs et le dévoiement.

« Pendant quinze jours entiers, je fus pour ainsi dire chaque jour, à ma visite, le triste et passif spectateur de la lente agonie de cette femme. Enfin, un jour, venant d'assister à une consultation pour un jeune homme atteint de cavernes pulmonaires, j'eus l'idée de comparer les phénomènes que je venais de constater chez lui avec ceux que devait présenter la poitrine de cette malade : cette curiosité lui sauva la vie.

« En effet, quel fut mon étonnement de ne trouver ni sous l'une ni sous l'autre clavicule, ni dans les fosses sus et sous-épineuses, ni sous les aisselles, aucune trace de toux caverneuse, ni de gargouillement, encore moins de pectoriloquie! Je continuai mon examen, et je trouvai une absence presque absolue de respiration vésiculaire dans tous les points de la poitrine, en avant et en arrière, à droite et à gauche. Néanmoins, la percussion donnait un son plus que normal dans tous les points. Il devint, dès lors, évident pour moi que cette femme était dans un état d'asphyxie lente par suite d'une névrose pulmonaire de la nature de l'asthme; en effet, en augmen-

tant artificiellement la force d'inspiration, en
faisant parler la malade jusqu'à perte absolue
d'haleine, l'inspiration qui suivait rendait per-
ceptible la pénétration libre de l'air dans les vé-
sicules pulmonaires.

« A l'instant, je pus annoncer à la malade et à
la famille qu'une amélioration assez prompte sui-
vrait l'emploi de nouveaux moyens. J'ordonnai
de faire fumer à la malade chaque heure une pipe
de feuilles de datura stramonium, et fis mettre
des sinapismes aux cuisses et aux jambes. Comme
l'action de fumer n'était pas très-facile, vu l'oppression du sujet, j'ajoutai, quatre heures après,
à ma seconde visite, l'usage d'une potion composée avec : inf. de lierre terrestre, 120 grammes;
extrait de belladone, 20 centigrammes; teinture
de digitale, 20 gouttes; sirop de sucre, 5o grammes; à prendre par cuillerée toutes les heures.
Au bout de six heures de cette administration, il
y avait déjà une amélioration notable dans l'état
de la malade : la figure s'était recomposée; la
toux était moindre, et les crachats avaient chan-
gé de nature et diminué de moitié; il y avait eu
deux heures de sommeil dans la nuit. Je fis mettre
un large vésicatoire, le second jour, sur le devant de la poitrine, et je portai à quarante centigrammes, au lieu de vingt, l'extrait de belladone. La malade devait également fumer quatre
pipes de stramonium dans les vingt-quatre heures.

Une amélioration, qui ressemblait à un vrai miracle, suivit l'emploi de ces moyens ; dès le soir, il n'y avait presque plus de toux ni d'expectoration. La nuit fut bonne. Enfin, le troisième jour, le bien-être de la malade était tel, qu'elle put manger et parfaitement digérer deux soupes et une côtelette. Le quatrième jour, elle était assise dans sa chambre. Le cinquième, elle pouvait s'occuper un peu des affaires de son ménage. Les sueurs, le dévoiement, avaient cessé dès le second jour ; la toux et l'expectoration étaient presque nulles. Enfin, cette femme était revenue de la mort à la vie en moins de deux jours. Il faut ajouter que le vésicatoire fut excité, et la belladone continuée à dose décroissante jusqu'au huitième jour, où nous laissâmes la malade complètement guérie.

« Il est peu d'observations plus propres à établir l'importance d'un diagnostic sévère. Voyez comme la cause de ce trouble, qui allait entraîner la mort, une fois reconnue et combattue par les moyens convenables, tout rentre immédiatement dans l'ordre. Il faut donc se souvenir qu'une névrose des poumons, qu'un état asthmatique prolongé et méconnu, peut amener une asphyxie lente, une sécrétion bronchique puriforme abondante, les sueurs et le dévoiement colliquatifs, le marasme, et en imposer, par tous ces symptômes, pour une phthisie pulmonaire, si on n'a le soin d'ausculter avec soin le sujet. » (*Bulletin général de thérapeutique,* t. XXVI, p. 454 (1844), par Miquel.)

Réflexions. Il semble résulter, des conclusions de l'auteur de cette intéressante observation, qu'il faut ausculter, sans exception, tous les phthisiques arrivés à l'extrême, à l'ultime période de la maladie; et c'est ce que beaucoup de médecins ne font pas toujours, témoins, même, les trois patriciens qui ont soigné la malade qui fait le sujet de cette observation. Il y a encore, à l'heure qu'il est, un grand nombre de vieux médecins, praticiens d'ailleurs fort recommandables, qui n'auscultent point, soit parce qu'ils ont l'oreille trop dure ou parce qu'ils ne sont pas assez familiarisés avec ce mode d'exploration pectorale, faute d'initiation première aux principes de l'auscultation. Que leur reste-t-il donc à faire s'ils veulent consciencieusement se conformer au principe de l'auteur de la présente observation, ainsi formulé : *Vu qu'il n'y a d'autre base certaine de jugement que dans l'auscultation, on ne peut, dans aucun cas d'affection de poitrine, se dispenser de la pratiquer.* Que, disons-nous, leur reste-t-il donc à faire? Faudra-t-il donc toujours appeler à son secours un confrère auscultateur? C'est ce qui ne se fera pas. Il y a un moyen d'y suppléer : c'est de donner l'extrait de belladone, en potion ou en pilules, à tous les phthisiques réels ou apparents, c'est-à-dire, à tous les malades qui présentent la forme grave de phthisie pulmonaire avec toux plus ou moins forte, qui en est la compagne à peu près inséparable, et de faire fumer un peu de stramonium, s'il y a beaucoup d'oppression. Or, c'est, comme nous l'avons déjà dit plus haut, ce que nous faisons presque toujours depuis environ une trentaine d'années, soit que nous ayons ausculté ou non. La belladone nous a paru toujours utile dans les vraies phthisies et dans les catarrhes chroniques graves simulant la phthisie; et, à plus forte raison, le sera-t-elle dans les formes non organiques, nerveuses, *sine materia*. Ainsi donc, dans tous les cas, on peut la donner; c'est-à-dire, contre toutes les toux et dyspnées chroniques. Borda employait même la belladone dans les maladies aiguës de la poitrine, dans la pneumonie, au lieu de la saignée. On trouve, dans sa *Matière médicale*, de nombreux exemples de guérison. Nous ne pouvons ici qu'en faire mention en passant.

Sternalgie ou angine de poitrine. Depuis quelques années, nous avons prescrit plusieurs fois avec avantage les potions avec l'extrait de belladone contre cette rare, douloureuse et grave maladie; et c'est désormais, contre elle, notre principal et peut-être notre seul remède. Nous avons encore manqué ou négligé l'occasion de recueillir des observations particulières sur cette affection spasmodique, assez souvent méconnue par le commun des médecins. On a vu des palpitations très-douloureuses, même avec affection organique du cœur, se calmer en peu d'instants sous l'influence d'un épithême d'extrait de belladone. Dans ce cas, nous faisons ordinairement mêler à la pommade de belladone, de la teinture, de l'extrait ou de la poudre de digitale.

Hoquet spasmodique chronique ou persistant. Nous l'avons traité plusieurs fois avec beaucoup d'avantage par l'extrait de belladone uni au camphre. Même absence de faits par la même raison que ci-dessus.

Constrictions spasmodiques de la gorge et du larynx. Nous les avons traitées aussi avantageusement par l'extrait de belladone et les fumigations de belladone prises par la bouche ou par les narines. Point de faits particuliers encore.

Aphonie. Enfin, voici un cas d'*aphonie complète* guérie par l'atropine. Elle existait depuis un mois et était accompagnée de douleur au larynx. Julep gommeux avec 0,003 (milligram.) d'atropine, à prendre par cuillerée, d'heure en heure. Le lendemain, la voix se fait déjà entendre, et la douleur du larynx n'existe plus. L'atropine est continuée les jours suivants à la même dose, et la voix revient de plus en plus. *Hôpital de Saint-Antoine de Paris* (1848). Cette

médication est ici une application, au moins in-
complète, de la loi des semblables, *similia similibus*.

§ V.

NÉVRALGIES. — DOULEURS NERVEUSES LOCALES. —
HÉMICRANIE. — MIGRAINES, ETC.

Depuis un grand nombre d'années, nous n'employons guère que l'extrait de belladone contre
toutes sortes de névralgies, sauf pourtant la sciatique. Les motifs de cette préférence sur les autres sédatifs, voire même les opiacés, ce sont des
succès positifs et presque constants. Voici des
faits à l'appui.

Une femme très-nerveuse était atteinte d'une
névralgie faciale extrêmement violente. Aucun
agent thérapeutique n'avait pu dompter un mal
qui devenait presque insupportable à la malade.
Sous l'influence de la pommade de belladone,
qu'on a continuée pendant quelque temps, les
douleurs ont cessé presque subitement et n'ont
pas encore reparu depuis deux ans.

Un homme, depuis plusieurs mois, éprouve
des douleurs névralgiques d'une intensité extraordinaires et occupant tout le cuir chevelu.
Toutes les médications ordinaires avaient complètement échoué; on avait même employé jus-

qu'à l'électro-puncture, mais en vain. C'est dans cette position grave et comme désespérée, que le médecin ordinaire nous adressa un petit mémoire à consulter. Nous prescrivîmes aussitôt et avec la plus grande confiance notre pommade de belladone, avec addition, cette fois, de deux grammes d'opium. Mais grande fut notre surprise d'apprendre, au bout de huit à dix jours, la nullité d'effet presque complète de la nouvelle médication. Étonné de cet insuccès et persuadé que le peu d'absorption par le cuir chevelu pouvait seul nous l'expliquer, nous eûmes de nouveau recours à la pommade de belladone, et nous fîmes faire les frictions, non sur les parties douloureuses et rasées de la tête, mais sur le front et les tempes. Le malade fut soulagé à la première friction et s'endormit immédiatement après : depuis longtemps il n'avait pu se livrer au sommeil. Voici comme il nous annonça sa guérison : « J'ai attendu que je fusse guéri pour vous donner de mes nouvelles, et c'est après quatre mois de souffrances presque continuelles que j'ai eu le bonheur de voir mon mal se dissiper à l'aide de vos remèdes ».

Un homme d'environ quarante-cinq à cinquante ans, accusait des douleurs névralgiques au scrotum, excessivement intenses, et existant depuis plusieurs mois. Le moindre mouvement provoque des crises de douleurs violentes et presque insupportables. Nullité d'effet de toutes les médications antérieures. Dans l'espace de quelques jours, ces douleurs atroces avaient totalement disparu sous l'influence de la pommade de belladone. Au bout d'un mois, le malade revint pour nous remercier et nous annoncer, comme il disait, sa parfaite guérison.

Depuis sept à huit ans, douleurs névralgiques très-vives, occupant presque toutes les parties de la tête. Nul effet de toutes les médications antécédentes, faites à l'aide de sangsues, de vésicatoires, de calmants, etc. Emploi de la pommade de belladone. Soulagement notable dès le premier jour, et, à la fin du mois, au rapport du malade, guérison parfaite.

Névralgie frontale avec des crises journalières et rebelles à tout traitement depuis onze ans. Emploi de la pommade de belladone et cessation subite des douleurs, qui n'avaient pas encore reparu deux mois après.

Un homme de cinquante et quelques années, très-nerveux, ayant habité une maison nouvellement bâtie, fut atteint, quelque temps après, d'une névralgie dont le haut de la tête fut d'abord le siége, et qui y causa des douleurs atroces, intolérables. Plus tard, la maladie changea de place et se fixa au front et au-dessus des yeux. Les douleurs revenaient par accès irréguliers et toujours avec une extrême violence. Les opiacés furent employés sans aucun soulagement. La pommade de belladone enleva sur-le-champ la douleur; et, par la suite, on obtint toujours le même résultat par le même moyen. Il est bon de faire observer que, pendant un an que le malade avait eu des hémorrhoïdes fluentes, les douleurs névralgiques ne s'étaient point fait sentir, et qu'elles ne reparurent qu'au moment de la suppression du flux hémorrhoïdal. Fut prescrit le traitement suivant : pommade de belladone; pilules aloétiques et ferrugineuses; deux ou trois sangsues à l'anus tous les quinze jours ou tous les mois, pendant un an.

Chez une femme offrant une disposition spéciale et exceptionnelle du système nerveux optique, une névralgie faciale fut enlevée par la pommade de belladone; mais cette guérison a été suivie d'un accident grave bien rare, puisque c'est le seul qui, jusqu'à présent, soit venu à notre connaissance : c'était un affaiblissement considérable de la vue, avec une énorme dilatation des pupilles, qui a duré cinq à six semaines et qui n'a cédé qu'aux purgatifs répétés. Nous verrons plus loin que l'on peut, impunément et pendant des années, instiller dans les yeux une solution concentrée de belladone.

Voici maintenant un cas de névralgie d'une violence extrême, qui, depuis une vingtaine d'années, a résisté à toutes les médications de la thé-

rapeutique, et même à la pommade de belladone. Le sujet de cette observation était une
femme d'environ quarante ans. Son mal occupait
la région cutanée des fausses côtes gauches. Les
douleurs étaient tellement violentes, qu'elles dé-
terminaient souvent des vomissements. La malade disait n'avoir pu goûter les douceurs du
sommeil depuis près de huit mois. Saignées générales et locales, vésicatoires, calmants de toute
espèce, pommade de belladone, opiacés, rien
n'avait pu soulager cette malade. Une application
de plusieurs ventouses scarifiées a suspendu les
douleurs pendant deux heures ; et dès lors elles
ont été changées et modifiées dans leur nature,
sans toutefois rien perdre de leur violence et de
leur ténacité. Enfin, en désespoir de cause, nous
conseillâmes l'application d'un large caustique
de Vienne au point central de la région affectée,
dans le but d'en détruire le lascis nerveux, siége
et foyer principal de la maladie. La chute de
l'escarre (large comme une pièce de cinq francs)
a été immédiatement suivie de la cessation absolue de toutes les douleurs, et, depuis près de
quatre mois, la malade n'a rien souffert nulle
part. Mais ces douleurs ne se reproduiront-elles
pas ailleurs et particulièrement dans l'ancienne
atmosphère névralgique? C'est ce que le temps
seul nous apprendra.

Voici maintenant des observations de névralgie où l'extrait de belladone a été employé sous une forme un peu différente, mais toujours à l'extérieur et avec un égal succès.

Henri, dans le *London medical Journal*, rapporte deux guérisons de névralgie frontale, rebelle à tous les moyens employés avant la belladone. L'extrait de cette plante fut administré pur, en frictions, sur la partie douloureuse, à la dose de cinquante centigrammes. On ne faisait qu'une seule friction par jour, pendant trois minutes. Il n'y a pas eu de récidive.

Le docteur Leclercq, de Senlis, a également publié un cas de névralgie frontale qui avait résisté à la saignée et au sulfate de quinine porté jusqu'à la dose d'un gramme, et qui a été guérie par l'application de compresses trempées dans une solution de quatre grammes d'extrait de belladone sur trente grammes d'eau de laitue.

Le docteur Audibert a obtenu deux guérisons de névralgie de l'œil, à l'aide de frictions autour de l'orbite avec l'extrait de belladone.

Le docteur Claret avait déjà aussi employé l'extrait de belladone, en friction, à la dose de cinquante centigrammes pour une seule friction *loco dolenti*. Voici quelques résumés de faits à l'appui :

Douleur aiguë, déchirante, au front, au vertex, dans l'œil, qui revient tous les matins à sept heures, et dure jusqu'à quatre ou cinq heures du soir. Au bout de six jours on pratique quelques frictions avec cinquante centigrammes d'extrait de belladone, et la douleur disparaît sans retour.

Autre névralgie frontale rebelle aux topiques et calmants ordinaires. Deux frictions suffirent pour obtenir du calme et bientôt la guérison.

Douleur très-vive au sourcil gauche, à l'intérieur du globe de l'œil et au sommet de la tête, où elle simule le clou hystérique. Cette douleur augmente tous les jours, à dix ou onze heures du matin, et est accompagnée d'angoisses et de souffrances tellement fortes dans l'intérieur de la tête, qu'elle force à l'immobilité du decubitus au lit. Huit accès avaient eu lieu avant l'administration d'aucun remède. Une seule dose de cinquante centigrammes d'extrait de belladone suffit pour calmer et faire disparaître le mal par une friction de quelques instants.

Souffrances intolérables au sourcil droit, à l'œil et à la tempe du même côté; cris perçants et douleur tellement aiguë, tellement déchirante, qu'elle jetait la malade, pour ainsi dire, dans des convulsions, et la menaçait, à chaque instant, de la faire tomber en syncope. Les extrémités étaient froides, et les élancements aigus et continuels de la douleur excitaient un tremblement général dans tout l'organisme. Les crises revenaient tous les matins à huit heures. Deux frictions suffirent pour faire cesser toutes les douleurs. Le 15 du mois suivant, les mêmes douleurs ayant reparu, cédèrent au même moyen et avec la même facilité.

Douleur très-vive le long des sourcils, au front, aux tempes, revenant tous les matins et se modérant le soir, survenue après un violent coup à la tête; trois frictions ont suffi pour la guérison.

Autre douleur névralgique très-vive et périodique, survenue également après un coup reçu à la tête. Guérison prompte à l'aide des frictions avec l'extrait de belladone.

Enfin, voici d'autres observations qui prouvent que les névralgies faciales et frontales cèdent également à la belladone prise à l'intérieur. Elles ont été publiées dans un travail du docteur Bailey. (*Observations relatives to the use of belladonna in painful desorders of the head and face.* London, 1818.) En voici un extrait :

Névralgie sous-orbitaire, souvent très-violente, ayant ébranlé les dents molaires supérieures. Vésicatoires, opium pendant longtemps, sans avantage. Trente centigrammes d'extrait de belladone, en six pilules, une toutes les six heures. Au bout de vingt-quatre heures, quatre pilules avaient opéré la guérison, qui ne s'était pas encore démentie après deux ans.

Névralgie du côté droit de la figure, rebelle à tous les moyens, paraissant dépendre d'une dent

malade. Trente centigrammes d'extrait de belladone en douze heures. Guérison radicale.

Névralgie ancienne du côté droit de la face,
augmentant d'intensité lorsque les arcades den-
taires se touchent. Extraction de deux dents molaires sans aucun soulagement. La belladone ap-
porte du calme : on la supprime parce qu'elle
affecte la vue. Retour au médicament, qui dissipe
toute douleur.

Tic très-douloureux, très-violent par intervalles; douleurs s'irradiant sur le côté de la tête.
Au milieu d'un accès, quatre gouttes de teinture
de belladone dans une tasse de menthe poivrée,
suivies d'un bon sommeil pendant toute la nuit
suivante. Le lendemain, le malade est aussi bien
qu'il ait jamais été, à l'exception d'un peu de
trouble dans la vue et d'une certaine sécheresse
dans la gorge.

Hémicrânie très-douloureuse et ancienne, un
bol de douze centigrammes d'extrait de belladone à prendre le soir. Le lendemain, cessation
de la douleur.

Névralgie sous-orbitaire à gauche, revenant
périodiquement pendant plusieurs semaines.
Sangsues, vésicatoires, préparations de zinc et
d'arsenic inutiles; potion avec teinture de belladone, cinq gouttes pour chaque dose. En deux
jours, cessation de la douleur, qui ne revint plus.

Névralgie faciale à gauche, s'étendant à la moitié de la tête. Dents très-mauvaises. Un bol d'extrait de belladone, de douze centigrammes, à prendre le soir. Bon sommeil la nuit suivante, et guérison radicale.

Douleur subite dans le côté droit de la face, avec dents cariées, chez une personne goutteuse. Quinze centigrammes d'extrait de belladone produisent du soulagement. Le jour suivant, attaque de goutte aux pieds à la suite de pédiluves chauds, dès lors cessation de la douleur. Cette névralgie goutteuse a été plutôt guérie par le retour d'une attaque de goutte que par la belladone.

Névralgie du nerf facial, s'étendant au cou et quelquefois au côté de la tête et aux dents, existant depuis trois mois et revenant souvent avec beaucoup de violence. Douze centigrammes d'extrait de belladone, toutes les cinq heures, jusqu'à ce qu'il y ait soulagement. Plus tard, quarante-cinq centigrammes d'extrait, et guérison.

Névralgie très-violente au côté droit du cou et de la tête, durant depuis un an, traitée inutilement par les sangsues, les vésicatoires, l'électricité, dissipée à trois reprises différentes, et guérie enfin radicalement par un bol d'extrait de belladone de quinze centigrammes, pris pendant trois jours.

Hémicrânie très-douloureuse et très-ancienne, causée par la carie de toutes les dents, inutilement traitée par un grand nombre de médecins. La malade, âgée de soixante-dix ans, ayant perdu sa dernière dent, eut quelque temps de relâche; ensuite, retour de la douleur sous la forme de névralgie faciale très-vive. Quarante gouttes de teinture de belladone dans une petite quantité de thé, qui produisent le sommeil, mais aussi un grand malaise, de la difficulté d'avaler et de la soif. Les jours suivants, elle en prit la même quantité et plus, ce qui donna lieu à des symptômes d'empoisonnement. La malade resta ensuite vingt-quatre heures sans douleur, ce qui ne lui était pas arrivé depuis trois mois. Dès lors, elle prit encore vingt gouttes de teinture de belladone chaque nuit, pendant une semaine, et n'eut plus aucune crise.

Névralgies faciales très-violentes, ayant résisté aux sangsues, aux vésicatoires, aux fomentations, aux divers narcotiques, à l'extraction d'une dent cariée, guéries par la belladone en pilules et en teinture.

Névralgie faciale intermittente non guérie par la belladone.

Névralgie très-douloureuse, revenant fréquemment depuis quinze ans, occasionnée par des dents cariées, traitée sans succès par une foule de moyens, calmée à chaque accès par les pilules d'extrait de belladone.

Suivent encore huit autres observations :

1° cinq névralgies faciales, dont quatre guéries par la belladone et une soulagée momentanément; 2° une céphalalgie occupant les côtés et le derrière de la tête, également dissipée; 3° une névralgie sciatique considérablement calmée ; 4° des attaques d'hystérie soulagées par la belladone, chaque fois qu'elles revenaient, etc., etc.

Je n'ai eu, dit le docteur Jofère, qu'à me louer de la belladone dans la plupart des névralgies, et, entre autres, dans les névralgies faciales, si communes aujourd'hui dans nos contrées. (Ardèche.)

Enfin, quant à la névralgie sciatique, qui résiste ordinairement à la belladone, à cause sans doute de la profondeur où est situé le nerf sciatique, on peut employer la méthode endermique ou du cautère placé derrière le grand trochanter. On panse ce cautère fait au bistouri, avec un pois enduit d'extrait de belladone. C'est, comme on sait, à peu près la méthode de MM. Trousseau et Pidoux.

§ VI.

CONSTRICTIONS SPASMODIQUES, OU PEUT-ÊTRE MÊME INFLAMMATOIRES OU MÉCANIQUES DES SPHINCTERS ET DES ANNEAUX MUSCULEUX ET FIBREUX. — HERNIES ÉTRANGLÉES. — ILÉUS. — CONSTRICTION ANALE. — CONSTRICTION URÉTRALE. — CONSTRICTION UTÉRINE. — RIGIDITÉ DU COL UTÉRIN. — DISTOCIE. — PHIMOSIS. — PARAPHIMOSIS, ETC.

Hernies étranglées. Nous n'avons jamais manqué d'employer la belladone dans plusieurs de ces affections portées en tête de ce paragraphe, et que, d'ailleurs, aujourd'hui, beaucoup de médecins et chirurgiens de tous les pays de l'Europe ont également traitées par l'agent anti-constrictif par excellence, la belladone. Commençons donc par faire ressortir toute la puissance anti-contractile de la célèbre solanée dans les hernies étranglées et dans les affections réputées *iléus* ou *passion iliaque, miserere* et autres moins graves.

Nous résumerons un certain nombre de faits les plus capables de constater l'heureux effet de la belladone.

Chez un homme de cinquante ans, hernie inguinale du côté droit étranglée dès la veille. Souffrances horribles; vomissements depuis quelques heures; concentration du pouls, froid des extrémités, face déjà décomposée. Tumeur d'un volume considérable, dure, rénitente et sensible à la pression. Tous les efforts de réduction, au moyen du taxis, furent inutiles. Les saignées générales et les bains furent rejetés par le malade... Frictions sur le col de la tumeur avec l'extrait de belladone, délayé simplement dans un peu d'eau. Dans moins d'une heure et demie, le relâchement fut tel, que la hernie se réduisit comme d'elle-même. (Henri Jofère.)

Une dame de cinquante ans, portant depuis longtemps une hernie inguinale gauche, sentit, en montant dans son appartement, dans l'aîne malade, une douleur si forte, qu'elle fut obligée, sur-le-champ, de se mettre sur un lit et d'y rester. La douleur ne fit que s'exaspérer, et il s'y joignit des mouvements convulsifs et des vomissements. Impossible de faire la réduction, car le moindre contact renouvelait les convulsions et les vomissements. Quinze grammes de pommade de belladone furent, dans l'espace de deux heures, étendus sur la partie douloureuse. Les symptômes ne tardèrent pas à se calmer, et la réduction fut opérée avec la plus grande facilité. (Pérone.)

Étranglement herniaire depuis vingt-quatre heures. Emploi inutile de lavements, de sangsues à l'anus, de cataplasmes sur la tumeur, de l'huile de ricin qui avait provoqué des vomissements qui persistèrent. Onctions sur la tumeur avec cinquante centigrammes d'extrait de belladone mêlés à seize grammes d'axonge. La persistance des symptômes de l'étranglement fit doubler la dose de la pommade. Le lendemain, cessation des vomissements et diminution du volume de la tumeur; dilatation de l'anneau inguinal, et, peu d'heures après, réduction complète. —Dans la suite, plusieurs autres faits analogues ont été publiés par le même médecin. (Magliari.)

Hernie inguinale étranglée chez une femme à peu près septuagénaire. Coliques devenant peu à peu intolérables et accompagnées de vomissements ayant tous les caractères des matières fécales; face très-altérée, langue sèche, pouls fréquent et serré; tumeur oblongue, dure, rénitente, très-sensible à la moindre pression. —Application de six sangsues autour de l'anneau, un bain, cataplasme émollient. Aucun soulagement. Onctions sur la tumeur avec quarante centigrammes d'extrait de belladone incorporés dans de l'huile. Le lendemain, les vomissements étaient moins fréquents. Frictions avec soixante centigrammes sur quinze grammes d'axonge. La tumeur se ramollit et diminua de volume. La réduction n'en fut pas possible, parce que sans doute il y avait des adhérences; mais le cours

des matières fécales se rétablit et l'appétit revint.
(Pagès.)

Une hernie presque congénitale étranglée depuis deux jours. Frictions avec une pommade de belladone d'un gramme et demi sur trente-deux grammes d'axonge, en trois parties. Chaque partie servit à une friction. Trois heures après la première, il y eut une diminution des symptômes ; le soulagement fut plus sensible encore après la seconde friction ; et, après la troisième, la réduction de la hernie se fit avec la plus grande facilité. (Spenzieri.)

La pommade de belladone guérit encore un vieillard de quatre-vingts ans, en proie aux vives souffrances d'une hernie étranglée.

Hernie inguinale droite étranglée chez un homme de vingt-cinq ans. Douleurs atroces dans le ventre, vomissements ; vaines tentatives de réduction. Large saignée, trente sangsues autour de la tumeur, un bain de deux heures. Point de soulagement. Le lendemain, figure grippée, syncopes fréquentes. L'opération est proposée et rejetée. La mort étant imminente, on essaie, en désespoir de cause, l'extrait de belladone : quatre grammes sur la tumeur, de six en six heures. Agitation extrême pendant vingt-quatre heures. Après ce laps de temps, la tumeur est moins dure, circonstance qu'on attribue à la gangrène de l'intestin. Néanmoins, on continue les applications d'extrait de belladone, à la dose de quatre grammes, toutes les six heures. Le soir, la hernie était rentrée d'elle-même. Plusieurs selles; cessation des vomissements et guérison. (Neulier.)

Une hernie inguinale droite existant depuis douze ans et facile à réduire. Un soir, en se mettant au lit, le malade sent sa hernie doubler de volume et lui causer immédiatement des coliques avec vomissements. Ce fut en vain qu'il essaya de la réduire, comme il l'avait fait si souvent. Tentatives de l'art également infructueuses. Les accidents sus-mentionnés s'aggravent de plus en plus, et la tumeur grossissant et devenant de plus en plus rouge, on eut recours à la pommade de belladone. La première friction fut faite à neuf heures et demie du matin, et les douleurs se calmèrent immédiatement après. Au bout d'une heure, une seconde friction fit ramollir la tumeur; et l'on n'avait pas terminé la troisième friction, que la réduction de la hernie eut lieu spontanément. (Meola.)

Hernie inguinale droite étranglée chez un homme de cinquante-neuf ans. La tumeur est grosse comme un œuf d'oie, très-dure, fort rouge et surtout d'une sensibilité qui ne permet pas le *taxis*. Épuisement, vomissements, hoquets; pouls petit, déprimé; face grippée. Emplâtre d'extrait de belladone recouvert d'un cataplasme de mauves. Application d'un second topique de belladone vers minuit. Peu de temps après, les accidents se sont calmés, et le malade a dormi pendant cinq heures. La tumeur était devenue souple, insensible, et d'une réduction très-facile. (Bollon.)

Hernie inguinale gauche étranglée. Violentes douleurs avec vomissements. Large saignée, un bain. Point de résultat. Pommade de belladone sur la tumeur, dont l'effet fut prompt. Au bout d'une bonne demi-heure, les douleurs sont calmées et la réduction est facile. Une autre hernie dans le même cas, n'a pu être réduite qu'après l'emploi de la pommade de belladone. Une troisième fut réduite une demi-heure après l'introduction dans l'urètre de l'extrait de belladone, au moyen d'une bougie. (Carré.)

Hernie inguinale gauche étranglée chez un homme de cinquante-quatre ans. Violentes coliques depuis deux jours; vomissements de matières bilieuses et stercorales; pouls petit, fréquent et serré; face grippée. Tumeur inguinale énorme, dure, très-douloureuse au moindre attouchement. Les saignées générales et locales, les bains, les cataplasmes émollients furent sans effet pendant deux jours. L'opération est proposée et rejetée. Enfin, le malade était dans un état désespéré, il vomissait tout ce qu'il prenait, le pouls était misérable, etc. Application d'extrait de belladone sur l'anneau inguinal : huit grammes ramollis avec un peu d'eau, étendus sur un linge. Sept heures après l'application de l'extrait de belladone, le malade dit qu'il ne souffrait plus, qu'il se trouvait très-bien; il eut des évacuations alvines et fut guéri. (Fuzet-Dupouget.)

Une autre hernie inguinale, chez un homme de soixante-dix-sept ans. Réduction par le *taxis* impossible. Accidents ordinaires de l'étranglement. Huit grammes d'extrait de belladone furent employés, et, huit heures après, la hernie rentra d'elle-même. (*Idem.*)

Hernie inguinale gauche étranglée, chez un homme de soixante-dix-huit ans. Tous les moyens de réduction avaient été infructueux. L'opération, jugée indispensable, n'eut pourtant pas lieu. Le cinquième jour après l'étranglement, on employa l'extrait de belladone, et, la nuit suivante, la hernie rentra complètement. Cependant les accidents et les symptômes d'étranglement persistèrent encore, et le septième jour le malade succomba : probablement par suite de l'inflammation intestinale ou par l'effet d'un étranglement interne. (*Idem.*)

Une autre hernie étranglée n'avait pu être réduite après l'emploi des saignées, des sangsues, des bains, etc. Le taxis a été opéré au bout de cinq ou six heures après l'application de la belladone; et la réduction, qui auparavant était impossible, s'est opérée avec facilité. (*Idem.*)

Hernie inguinale étranglée réduite d'elle-même après les frictions de la pommade de belladone à la région inguinale et la prise de deux pilules d'extrait de la même plante. (Petrunti.)

Six observations de hernies étranglées dans lesquelles l'action de la belladone est incontestable. Parmi ces six hernies, il y en a deux crurales et deux ombilicales. (Frankel.)

Enfin on trouve, dans la *Gazette médicale de Milan,* de 1844, dix nouveaux faits en faveur de l'efficacité de la belladone employée à l'extérieur contre les hernies étranglées. (Poma.)

Jusqu'à présent, nous avons cité des cas d'étranglement herniaire où l'extrait de belladone a été employé seulement à l'extérieur, comme topique, soit pur, soit sous forme de pommade ou celle d'emplâtre. Maintenant, nous allons rapporter quelques faits où la belladone a été administrée seulement sous forme de lavement, et où les succès n'en ont pas été ni moins heureux ni moins constants.

On rapporte quatre observations de hernies étranglées, dont les symptômes étaient parfaitement caractérisés. Chez tous, la poudre de racine ou de la feuille de belladone, à la dose de deux à quatre grammes, administrée dans un demi-lavement, a été suivie d'un plein succès; l'étranglement a disparu, les vomissements ont cessé, et les matières fécales ont repris leur cours ordinaire. Chez l'un des quatre malades, l'étranglement s'est reproduit, et l'opération est devenue nécessaire pour réduire la hernie. (Gustave Vignolo.)

Hernie inguinale étranglée chez un homme de quatre-vingts ans. — Douleurs cruelles, vomissements, etc. Saignée, lavements sans résultat. Lavement avec quinze grammes de feuilles de belladone dans trois cents grammes d'eau. Une heure après le lavement, la hernie était rentrée spontanément. (Van Looth.)

Un chirurgien fut appelé auprès d'un homme ayant une hernie inguinale étranglée, avec douleurs continuelles, constipation et vomissement, prostration des forces. Lavement avec seize grammes de tabac. Au lieu de tabac, on mit des feuilles de belladone. Le malade garda le lavement dix minutes; le pouls s'éleva, il y eut du délire, et la hernie rentra.

Une hernie scrotale fut étranglée : ni les fomentations émollientes, ni les frictions anti-spasmodiques, ni les bains n'avaient pu calmer les accidents de l'étranglement. Lavement avec une poignée de feuilles de belladone, que l'on fit bouillir peu de minutes. Il est rendu au bout d'un quart d'heure. Bain. Le malade s'y endort bientôt en se plaignant de lassitude. La tumeur est moins tendue et moins douloureuse. Au bout de deux heures, le malade fut sans connaissance et la hernie fut beaucoup plus molle. Enfin, vers le soir, il recouvra ses sens, et un léger effort suffit pour réduire la hernie. (Kochler.)

On trouve dans un journal anglais (*Southern medical and surgical Journal*) trois observations qui démontrent évidemment l'action de la belladone en lavement contre les étranglements herniaires.

Une hernie crurale irréductible présenta tous les symptômes de l'étranglement. Inutilité des saignées générales et locales et des bains prolongés. Les frictions sur la tumeur avec l'extrait de belladone firent cesser les vomissements; un gramme du même extrait donné en plusieurs lavements fit disparaître tous les autres accidents, et le malade fut guéri, c'est-à-dire, remis dans son état antérieur, avec une hernie irréductible. (Ricard.)

Une hernie crurale étranglée, chez une femme de soixante-quatorze ans. Hoquet continuel; vomissement de matières stercorales. La tumeur, de la grosseur d'un œuf de poule, résista au taxis. Bain et lavements sans résultat. Frictions avec quatre grammes de belladone associés à trente-deux grammes d'axonge. Lavement pour être donné en deux fois, avec infusion de belladone à seize grammes. Dans l'après-midi du même jour, la tumeur était déjà moins dure, et un taxis de deux minutes suffit pour opérer la réduction. (Alamir-Carunac.)

Hernie étranglée, contre laquelle les frictions avec la pommade de belladone et les cataplasmes avec les feuilles de la même plante sur la tumeur furent employés sans résultat. Lavement avec trois grammes de belladone en décoction. Effet toxique; narcotisme. La tumeur rentra le même jour. (Faufflrib.)

La *Gazette médicale de Paris* (1838) rapporte l'histoire de quatre cas de hernie étranglée, guéris à l'aide de lavements composés avec une infusion de quatre grammes de racine de belladone et trente grammes de fleurs de camomille (dose trop forte).

Du résumé de tous les faits que nous venons d'exposer, on peut conclure que l'extrait de belladone, employé à l'extérieur et localement, jouit d'une propriété anti-constrictive et anti-contractile réelle et incontestable contre les hernies étranglées; il en résulte également que les préparations de belladone en lavements réussissent à peu près aussi bien contre l'étranglement. Il serait donc à propos de combiner les deux méthodes ou du moins les deux modes d'administration de la belladone; c'est-à-dire, qu'il faudrait, et c'est ce que nous faisons ordinairement, recouvrir la tumeur herniaire d'un large emplâtre fait d'extrait de belladone étendu sur du linge. On renouvelle ce topique toutes les six heures, ou bien on fait des frictions sur la tumeur, ou du moins tout à l'entour, avec l'extrait de belladone délayé dans de la salive, ou avec la pommade avec parties égales du même extrait et d'axonge. En même temps, on donnera des lavements (quart ou demi) avec l'extrait de belladone, cinquante à soixante centigrammes à chaque demi-lavement ou quart de lavement. On le renouvelle toutes les cinq à six heures, s'il ne survient point d'accident toxique. On pourrait même porter graduellement la dose jusqu'à un gramme. On ne devrait pourtant pas imiter la conduite indiquée dans quelques-unes des observations ci-dessus rapportées, où des lavements ont été administrés à dose évidemment toxique. On cite un cas où un lavement, avec deux grammes de racine de belladone, a causé la mort; et, si l'on a vu de plus fortes doses ne point produire d'accident grave, c'est que les lavements ont été promptement rendus, et qu'il n'y a eu, par conséquent, qu'une faible absorption de la belladone. En général, nous avons pour règle de donner en lavement le double de ce qu'on administre par la bouche, et le quadruple ou même bien davantage pour la surface cutanée.

Iléus. Notre traitement, quant au fond, est et sera toujours probablement fondé sur l'emploi de la belladone à l'intérieur et à l'extérieur. Voici, en abrégé, quelques faits d'iléus grave, guéris par la belladone.

Un jeune homme de vingt-trois ans éprouve depuis deux jours des coliques violentes à la région ombilicale. Les douleurs reviennent par accès et augmentent considérablement sous la plus légère pression. Vomituritions incessantes, ventre tendu et dur, constipation. Le lendemain, aggravation de tous les symptômes : syncopes, vomissements de matières fécales, pouls filiforme, sueurs froides. Saignées, sangsues, lavements émollients sans aucun résultat. Lavement avec infusion de soixante centigrammes de feuilles de belladone dans cent cinquante grammes d'eau. En peu d'instants, le malade se sent soulagé. Une demi-heure après, on renouvelle l'administration du même lavement. Des selles abondantes ont lieu, et tous les symptômes se dissipent promptement. (*Southern medical and surgical Journal.*)

Iléus chez une femme de quarante et quelques années. Divers accidents abdominaux que le médecin regarde comme un iléus commençant. Bientôt surviennent les vomissements de matières fécales, le météorisme, la prostration des forces. On propose l'administration du mercure métallique. Cependant, on préfère des lavements de belladone, douze grammes de feuilles infusés dans cent vingt grammes d'eau. Le quart de ce liquide est donné en lavement, et un second quart deux heures après. Les vomissements cessèrent; le lendemain, il y eut deux selles, et la guérison eut lieu, bien que la convalescence fût longue.

Iléus chez une autre femme du même âge environ. Sans cause connue, cardialgie, constipation, vomissements de plus en plus fétides, et enfin tout à fait stercoraux. Lavement avec une décoction de quatre grammes de racine de belladone. Cessation des douleurs et des vomissements, évacuation alvine sanguinolente et rétablissement graduel de la santé. (Becker.)

Iléus très-grave chez une femme de soixante ans. Vomissements de matières stercorales. Les moyens ordinaires ayant échoué, on administra un lavement avec une décoction de quatre grammes de racine de belladone. Ce lavement ne fut pas gardé et ne produisit, par conséquent, aucun effet. On en donna un autre également avec quatre grammes de racine de belladone. Ce lavement fut gardé. Mais, une heure après, intoxication effrayante : perte de connaissance complète, stupeur, yeux immobiles, pupilles fortement dilatées, figure rouge; pouls à cent trente; vue et ouïe nulles, déglutition également nulle. Le ventre, qui était élevé et dur avant l'emploi de la belladone, est devenu beaucoup plus souple. Le lendemain, les selles se rétablissent et la malade entre en convalescence. (Taufflied.)

Iléus chez un homme de cinquante-neuf ans. Face pâle, altérée, yeux ternes, regard sombre, abattu; coliques violentes, vomissements qui rejettent un ver lombric et des matières fécales, renvois continuels. Potion avec trente grammes d'huile de ricin, cataplasme émollient fortement laudanisé. Cette potion a été rejetée à plusieurs reprises par des vomissements stercoraux; les coliques augmentent. Quarante-cinq grammes de sulfate de magnésie en trois paquets, pour être donnés en trois lavements. Ces trois lavements provoquent, chaque fois, trois vomissements copieux de matières fécales. Le jour suivant, altération plus considérable de la figure, hoquet, météorisme abdominal; soif extrême; pouls petit. Bain prolongé; huile de ricin avec quinze centigrammes d'extrait de belladone. Le jour suivant, tous les symptômes ont augmenté d'intensité; le corps est froid, et cependant le malade se dit dans un brasier; le ventre est beaucoup plus ballonné que la veille. Potion avec quinze centigrammes d'extrait de belladone, et un lavement avec huit grammes de belladone en décoction dans deux cent quatre-vingts grammes d'eau, et additionné de trente grammes de sulfate de soude. Le lavement est rejeté en grande partie (heureusement). Cependant, une évacuation alvine a ramené le calme au malade, qui s'est peu à peu rétabli en continuant encore la potion à quinze centigrammes d'extrait de belladone. (Brunet.)

Iléus chez une petite fille de sept à huit ans. Ventre météorisé, coliques, vomissements de matières stercorales, constipation; sueurs froides; traits altérés, yeux enfoncés dans leurs orbites; perte de connaissance. — Diverses potions huileuses laudanisées, calomel, sulfate de soude, lavements laxatifs, *idem* émollients, fomentations émollientes, etc., le tout sans résultat notable. Enfin, lavement avec quatre grammes de belladone, et fomentations avec vingt-cinq grammes de feuilles de belladone. Délire toute la nuit. Par erreur, on avait employé au lavement la moitié du paquet destiné aux fomentations. Plusieurs selles semblables aux matières vomies. Mieux très-notable. Quatre jours après, tous les mêmes symptômes alarmants reparaissent. Lavement avec quatre grammes de belladone. Délire, mais moindre que le premier. Le lendemain, deux lavements semblables, plus soixante centigrammes de calomel en trois prises. Diarrhée abondante, et tout est rentré dans l'ordre. (Solier fils.)

Il faut ici faire remarquer que la petite malade en a été quitte heureusement pour un simple délire, vu les doses excessives et même toxiques de la belladone, surtout au premier lavement (douze grammes et demi).

D'après les faits qui précèdent, il est évident que la belladone est une excellente, une précieuse ressource contre une maladie si terrible, si féroce et si indomptable par les moyens ordinaires.

Dans les cas où la belladone et autres moyens appropriés viendraient à échouer, comme probablement il se présentera de semblables cas dans la suite, nous sommes résolu d'avoir recours à un moyen qui, malgré son apparente singularité, ne laisse pas d'être aussi rationnel qu'inoffensif; il n'est, d'ailleurs, pas nouveau : c'est l'insufflation d'air par le rectum, au moyen d'un soufflet à mouvement continu. On nous a assuré dernièrement qu'un médecin du midi de la France a guéri par ce procédé un très-grand nombre de malades affectés d'iléus : on ajoutait même qu'il n'en manquait jamais un seul. Inutile de dire que les malades rendent par la bouche l'air insufflé, ce qui annonce le rétablissement de la circulation intestinale opéré par le volume d'air qui a fait changer les rapports des parties, et par là fait cesser les invaginations intestinales.

Constriction spasmodique du rectum, avec ou sans fissure. — Crevasses hémorrhoïdales. Une jeune fille de quatorze ans éprouve une constipation opiniâtre, depuis cinq à six ans. Une selle seulement tous les huit ou dix jours, avec douleur violente, agitation convulsive. Lavements huileux sans effet. Tous les matins, un lavement avec soixante centigrammes de feuilles de belladone pour cent quatre-vingts grammes d'eau, et introduction dans le rectum d'une mèche de charpie enduite de pommade de belladone faite avec huit grammes d'extrait, axonge et eau distillée, de chaque soixante grammes. Au bout de neuf jours, la défécation se faisait sans douleur, et la malade s'est peu à peu parfaitement rétablie. (Louvet-Lamarre.)

Une femme, vers le huitième mois de sa grossesse, se plaint de rendre un peu de sang avec les excréments, et d'éprouver pendant la défécation des douleurs à l'anus, comme s'il y avait plaie. Les douleurs continuant après l'accouchement, on constata une constriction spasmodique avec fissure. Cautérisation de la fissure et introduction d'une mèche de charpie dont on augmente progressivement le volume. Cette médication, toute sage et rationnelle qu'elle est, demeure cependant sans résultat. Alors on oignit les mèches d'extrait de belladone, quatre grammes sur seize de cérat. Peu de temps après, les douleurs se calmèrent et la défécation devint tout à fait facile. (Delaporte.)

Peu de temps après, parut un autre fait du même genre, dont le sujet était une dame chez laquelle la défécation s'accompagnait de douleurs intolérables. On soupçonne une fissure anale sans la constater pourtant, attendu que la dame ne voulut point se laisser visiter. Le même remède n'en réussit pas moins. (*Idem.*)

Une fissure anale sans constriction spasmodique, déjà guérie une fois par l'incision du sphincter de l'anus. A la récidive, la malade se refusant à tout moyen chirurgical, une pommade belladonisée en tint lieu et guérit. (Laborderie.)

« L'usage de petites mèches enduites de pommade de belladone m'a réussi chez une dame à laquelle M. Roux avait proposé l'opération et qui s'y était refusée. » (Cloquet.)

La pommade d'extrait de belladone convient également aux crevasses hémorrhoïdales.

Constriction urétrale. — Rétention d'urine. Après un accouchement laborieux, point d'émission d'urines depuis trois jours, hypogastre très-gonflé et très-douloureux; vomissements; fièvre ardente. Cathétérisme impossible, à cause de l'excessive coarctation du canal urétral, par l'orifice duquel il s'échappait un léger suintement d'urine. Frictions à l'hypogastre et onction à la partie interne des grandes lèvres avec une pommade faite avec huit grammes d'extrait de belladone et trente grammes d'axonge. Peu après la seconde friction, faite à trois heures d'intervalle, la malade rendit, avec cuisson vive dans l'urètre, un verre d'urine sanguinolente très-fétide. On continua les frictions toutes les trois heures, et elles provoquèrent une grande évacuation d'urine. Le lendemain, l'hypogastre était souple et peu douloureux, les urines s'écoulaient toujours avec abondance, etc.; l'introduction de la sonde dans la vessie se fit alors avec une grande facilité.

Un homme de quarante-neuf ans fut saisi d'une vive douleur à l'hypogastre, avec fièvre ardente et difficulté dans l'émission des urines. Une saignée de six cents grammes avec un bain. Le soir, douleur plus aiguë et urines supprimées. Trente sangsues. Le lendemain, augmentation des symptômes. Saignée, avec vingt sangsues au périnée; bain. Le troisième jour, tentative inutile de cathétérisme. Frictions de trois en trois heures sur les régions hypogastrique et périnéale avec la susdite pommade de belladone. Évacuation d'urine après la troisième friction. Le quatrième jour, même friction; cessation de la douleur et de la fièvre, écoulement facile des urines et guérison.

Autre cas, chez un homme de vingt-quatre ans. Après une violente contusion sur la région hypogastrique, pendant trois jours douleurs sur-aiguës avec rétention des urines. Insuccès des saignées, des sangsues et des bains prolongés. Emploi de la pommade avec l'extrait de belladone, qui procura, après la troisième friction, l'évacuation des urines.

Rétrécissement urétral depuis six ans; rétention d'urine depuis quatre jours, qui avait résisté aux saignées, aux sangsues, aux bains, aux opiacés et au cathétérisme. Léger écoulement d'urine après la première friction avec la pommade d'extrait de belladone, et, par son emploi continué pendant trente-six heures, l'émission des urines devint parfaitement libre. (Gérard.)

Rétention d'urine avec de vives souffrances depuis vingt-quatre heures. La saignée et les bains ne produisent aucun effet avantageux. La sonde ne peut pénétrer que d'environ deux pouces, tant la contraction urétrale s'exerçait sur elle avec force. Onction sur le gland avec la pommade de belladone; on en introduit aussi sous le prépuce. Application au périnée d'un cataplasme fait avec mie de pain, et décoction de feuilles de belladone. Au bout d'une heure ou deux, le malade commença à uriner lentement, et, à la troisième heure, l'urine était complètement évacuée. (Carré.)

D'autres praticiens encore, tels que Holbrook, Will, Blackett, Chevalier et Long ont également obtenu du succès de l'extrait de belladone, dans les cas de constriction spasmodique de l'urètre.

Pour faciliter le cathétérisme, il suffit d'oindre la sonde d'extrait de belladone.

Constriction spasmodique et rigidité du col utérin. Au moment de la parturition, contractions utérines avec convulsions, par suite d'une manœuvre imprudente. Les douleurs cessent, mais le col reste dur et resserré. Une saignée et un bain, qui ne diminuent que les convulsions. Les contractions du col étant les mêmes, on employa la pommade de belladone faite avec huit grammes d'extrait et soixante-quatre grammes de cérat. Frictions au col de l'utérus avec deux à quatre grammes de cette pommade, toutes les demi-heures. A la troisième friction, le col se trouva suffisamment assoupli et dilaté, en sorte qu'on put opérer la délivrance par la version, vu l'absence des contractions utérines, etc. (Carré.)

Une femme primipare, vers le huitième mois de sa grossesse, est prise de convulsions déterminées par un accès de colère. Symptômes de parturition; le col de l'utérus se contracte violemment sur un bras de l'enfant. Saignée et emploi de la pommade de belladone : à la quatrième friction, le col se trouva dilaté, en sorte que la version put être opérée sans grande difficulté. (*Idem.*)

Rigidité du col de l'utérus. Douleurs fortes de parturition. Col utérin encore haut, tout à fait effacé; ses lèvres avaient un quart de pouce d'épaisseur; elles étaient dures et donnaient la sensation de cartilage. Saignée. Les contractions utérines sont moins douloureuses; le col avait le diamètre d'un pouce. Le lendemain, les choses étaient à peu près dans le même état. Emploi de la pommade de belladone, laquelle, restant dans le vagin, ne put être portée jusqu'au col (1). Elle fut remplacée par une décoction de huit grammes de feuilles de belladone. Une éponge fut imbibée de cette décoction et dirigée vers le col; toutes les demi-heures on la changeait, et, au bout de trois heures de l'emploi de ce moyen, le col avait acquis trois pouces et demi de diamètre. (Becker.)

Dystocie. — Accouchements longs et difficiles. Trois observations de succès complet obtenu par la belladone. Dans la première, c'est une femme de trente ans, en travail depuis quarante-cinq heures. Les frictions de belladone font cesser les douleurs insupportables et les contractions utérines, ce qui permet de terminer l'accouchement par le forceps. Dans le second cas, le travail durait depuis quarante-huit heures; dans le troisième, depuis trente-cinq. La belladone permit également l'introduction du forceps, après la dilatation de l'orifice utérin. (Spath.)

---

(1) Le docteur Dalmas fait dissoudre l'extrait de belladone dans de l'eau chaude pour l'injecter dans le vagin. Ce moyen lui a parfaitement réussi dans les deux cas où il l'a employé.

Il est inutile de rapporter un plus grand nombre de faits sur cette matière. Au reste, tout le monde connaît les observations de Chaussier : nous y renvoyons.

Phimosis et paraphimosis. M. le docteur Paul de Mignol a publié, en 1842, un mémoire intitulé : *Nouvelles observations en faveur de la belladone, dans le traitement du phimosis et du paraphimosis accidentels*. Voici un résumé des principaux faits qui y sont contenus.

Phimosis. Par suite d'excès vénériens, volume considérable du prépuce ; son orifice rétréci laisse à peine passer l'urine. L'inflammation gagne les parties voisines et bientôt tout le pénis est envahi. Fièvre violente avec délire. Application locale de diverses préparations de belladone : peu à peu le cercle de constriction se relâcha, et l'on vit diminuer l'étroitesse du prépuce. L'inflammation, le gonflement et la douleur cédèrent à leur tour.

Autre fait. Ulcération profonde de la même nature que ci-dessus, située à la base du gland. Le prépuce rouge, enflammé, boursoufflé, finit par faire une occlusion complète. Fièvre. Les préparations de belladone produisirent un soulagement immédiat. Au bout de quinze jours, le gland put être complètement découvert.

Le docteur Chablery cite aussi deux observations de phimosis guéris par une pommade mercurielle où entrait l'extrait de belladone. Dans un de ces deux cas, suite d'une blennorrhagie, l'urine ne pouvait couler que goutte à goutte. On avait proposé la circoncision. On fit des onctions fréquentes avec la susdite pommade; le lendemain, il y avait un mieux notable, et, au bout de huit jours, le dégonflement était complet.

Paraphimosis. Le gland était considérablement tuméfié, luisant et d'un rouge violet; le prépuce formait un bourrelet épais, bordé de rides à la partie supérieure, accompagné d'un renflement considérable à la partie inférieure. Les souffrances étaient extrêmes. Toute manœuvre de réduction eût été inopportune ou nuisible. Trois onctions de pommade de belladone par jour et des bains locaux de solution ou de décoction de belladone deux fois par jour, pendant un quart d'heure. Le lendemain, les accidents étaient calmés, et, trois jours après, on put recommencer les tentatives de réduction. Le gland n'était presque plus douloureux. Le jour suivant, le cercle de constriction était suffisamment dilaté, et le succès ne se fit pas attendre longtemps, car, après les premières tentatives, le gland fut facilement déprimé et poussé en arrière; le bourrelet préputial se déplissa, et, après cinq minutes de manœuvres, il recouvrit le gland tout entier.

Chez un sujet de quatorze ans, paraphimosis depuis trois jours. Le gland est rouge, douloureux et gonflé. L'étranglement ne paraît pas fort intense. Pommade de belladone, et, le lendemain, la réduction se fit avec la plus grande facilité.

Paraphimosis irréductible; tissus considérablement enflammés et œdématiés. Onctions toutes les heures avec la pommade de belladone. La douleur et les accidents se calment; le surlendemain, la réduction s'opère avec facilité.

Autre paraphimosis. Pénis extrêmement tuméfié; le bourrelet est violacé comme le gland, et distendu par l'accumulation d'une abondante sérosité. Fièvre violente, délire. Saignée; bain tiède longtemps prolongé. Onctions avec la pommade de belladone. Pendant les premiers jours, point de changement dans l'état du pénis, seulement le mal est stationnaire. Douze jours après l'invasion des phénomènes morbides, le cercle de constriction commence à se relâcher, la tuméfaction diminue, et peu à peu tout rentre dans l'ordre sans qu'aucune tentative de réduction ait été faite.

Déjà, antérieurement à ces observations de M. Mignot, le docteur Mazade avait publié une observation de paraphimosis guéri par la pommade de belladone. Ne pouvant parvenir à le réduire, malgré un traitement antiphlogistique énergique et de nombreuses onctions mercurielles, le docteur Mazade proposa le débridement par le bistouri; mais, le malade s'y refusant, il fit appliquer sur le gland et le prépuce deux grammes d'extrait de belladone, de trois en trois heures. Peu après la première application, le prépuce, moins engorgé, exerça moins de constriction, et le gland, moins volumineux, pâle et flétri, aurait pu être refoulé sous le prépuce; mais le malade, se rappelant les souffrances que lui avait causées les premières tentatives de réduction, voulut attendre. Le lendemain, douze grammes d'extrait de belladone ayant été employés, la réduction fut très-facile. Le docteur Mazade croit même qu'en continuant la belladone, la réduction se serait opérée spontanément.

Le docteur Chabrely, déjà cité, a traité aussi depuis, deux semblables malades avec le plus grand succès, à l'aide de la belladone.

Quant à nous, nous n'avons point encore assez employé l'extrait de belladone contre le paraphimosis, ou, du moins, nous ne l'avons pas fait d'une manière assez suivie pour pouvoir citer quelque résultat positif. Nous l'avons encore fait administrer, pendant que nous composons ce travail, à un enfant de quatre à cinq ans atteint d'un paraphimosis assez grave. Le mal s'est dissipé peu à peu, sans aucune opération chirurgicale, bien qu'on voulût y faire des mouchetures auxquelles nous nous sommes opposé.

§ VII.

COLIQUES NÉPHRÉTIQUES ET HÉPATIQUES.

Un homme de cinquante ans, sujet à des coliques néphrétiques, avait rendu jusqu'à treize calculs dans un de ses accès, qui revenaient deux fois par an, à époque fixe. Leur moindre durée était de trois jours, et leur plus longue de neuf ou dix, quelque moyen qu'on employât. Ils se terminaient toujours par l'expulsion de quelques calculs. Contre un de ces accès, on employa la saignée et les bains. Cependant, les douleurs du rein ne se calmèrent point; les vomissements et les autres symptômes persistèrent avec la même intensité. Frictions d'heure en heure avec la pommade de belladone à la région rénale et le long de l'uretère. Trois frictions étaient à peine terminées, que la douleur néphrétique commença à diminuer et à devenir assez faible pour permettre au malade de dormir et de passer la nuit tranquillement. A son réveil, le calme était parfait. Le soir, il rendit sept calculs. C'est ainsi que se termina en quelques heures un accès qui avait coutume de durer plusieurs jours. Dans le but de prévenir l'accès suivant, on fit usage de la pommade de belladone, quelques jours avant l'époque présumée où l'attaque néphrétique devait revenir. Une douleur passagère de quelques moments remplaça l'accès; et, le jour suivant, trois calculs furent expulsés. (Dubla.)

Autre fait. Douleurs lancinantes dans le rein droit, rétraction du testicule du même côté, vomissements et abattement général, symptômes qui revenaient à chaque crise (c'était la quatrième). Deux frictions prolongées avec la pommade de belladone, dans l'espace de trois heures. Un bain tiède dans l'intervalle des frictions. Après la troisième friction, les douleurs se dissipèrent ainsi que les autres symptômes. Le jour suivant, le malade rendit trois calculs, dont l'un avait le volume d'un pois. (*Idem.*)

Un jeune homme de quatorze ans éprouve vomissements, fièvre, ictère, coliques néphrétiques. Les coliques résistant à tous les moyens ordinaires et augmentant toujours d'intensité, on fit des frictions sur la région lombaire avec la pommade de belladone, et les douleurs furent aussitôt moins fortes et moins fréquentes. On donna même l'extrait de belladone à l'intérieur. Huit calculs furent rendus et tout fut fini. (Lolatte.)

Fortes coliques néphrétiques aboutissant au testicule droit. Trente sangsues à la région lombaire. Cataplasme calmant. Le lendemain, même état. Encore trente sangsues, mais à l'aîne droite, suivies d'un cataplasme calmant au pavot, comme le premier. La douleur ne se calmant point, on eut recours à la pommade de belladone : quatre grammes d'extrait sur trente-deux d'axonge. Les coliques néphrétiques disparurent avant la com‑ plète consommation de la pommade. Un jour, en sortant du bain, le malade rendit, sans trop souffrir, un petit calcul du volume et de la forme d'un noyau d'olive. (Chrestien.)

Déjà, en 1830, avant les docteurs Dubla, Lo‑ latte et Chrestien, le docteur Mojon, de Gênes, avait publié, dans une lettre à M. Civiale, l'ac‑ tion de la belladone employée en frictions sur le périnée, pour faire rendre de petits calculs uri‑ naires. Il cite l'observation d'un grand person‑ nage anglais, à qui il avait fait rendre un calcul volumineux à l'aide de frictions de belladone pratiquées au périnée.

Pendant que nous sommes occupé au présent travail, nous prescrivons la pommade de bella‑ done contre une violente crise de colique né‑ phrétique avec vomissement ; c'est la quatrième attaque depuis plusieurs années, qui, comme les autres, était partie du rein gauche, et, comme les autres également, a été précédée ou suivie de l'expulsion de quelques petits calculs ou graviers. Cette fois, les coliques se faisaient sentir dans l'u‑ retère. Aussi, c'est sur le trajet de ce conduit

que nous avons fait pratiquer une large friction
avec la pommade de belladone, faite avec parties égales d'extrait et d'axonge. Quelques heures
après, les coliques étaient entièrement dissipées.
On avait fait suivre, il est vrai, la friction, de
l'usage d'un bain général. Les urines, après la
cessation de la colique, sont restées sanguino-
lentes pendant quelques heures. Nous n'avons
point attaché d'importance à cet accident léger
et passager.

« Dans les coliques hépatiques et néphrétiques, dit le docteur Martin Lauzer, je me suis
parfaitement bien trouvé, depuis plusieurs années, d'employer, d'après l'expérience de M. le
professeur Rostan, les pilules suivantes : extrait
de belladone et d'opium, de chaque cinq centigrammes. On donne une pilule toutes les quatre
ou six heures. C'est ordinairement dix minutes
environ après la prise du médicament, que l'a-
mélioration a lieu.... J'ai, plusieurs fois, fait
cesser complètement les crises en donnant une
pilule dès le début; j'ai vu avec plaisir cette remarque confirmée par M. le docteur Pointe, de
Lyon, qui s'est également parfaitement bien
trouvé de l'opium et de la belladone réunis contre
les coliques hépatiques. »

§ VIII.

INCONTINENCE D'URINE NOCTURNE.

Depuis quelques années, on parle beaucoup des succès de la belladone contre l'incontinence d'urine des enfants et des adolescents. On prétend même que c'est une précieuse acquisition faite à la thérapeutique. Tant mieux, si c'est vrai.

Et il faut bien que cette nouvelle médication ait un côté réel et vrai, puisque la priorité en est disputée par plusieurs praticiens recommandables, tels que MM. Bretonneau, Trousseau, Anglada, Morand, Blache, etc. On fait remonter les premières recherches et observations à 1844. (*Mémoires et observations cliniques* de M. Morand.) M. le professeur Trousseau, de son côté, affirme que M. Bretonneau avait entretenu divers médecins de l'efficacité de la belladone contre l'incontinence d'urine nocturne, bien avant 1844. M. Morand dit avoir employé la belladone contre ladite infirmité, dès l'année 1840. Ainsi, voilà au moins douze ans qu'on vante la belladone contre l'incontinence d'urine nocturne. Nous sommes bien aise de trouver réunis ces divers témoignages éminents en faveur d'un remède que nous avions déjà vainement employé contre cette rebelle infirmité, il y a trente et quelques années. Nous ne pouvons nous rappeler qu'un seul cas de succès ou de guérison complète, et cette heureuse cure fut obtenue par l'extrait de belladone employé à haute dose. Depuis, et d'après ce fait, nous avons administré en vain l'extrait de belladone contre la même maladie : c'est ce qui nous l'avait fait abandonner, depuis plus de trente ans, et il paraît que nous avons eu tort. Nous allons donc maintenant reprendre nos premières expérimentations, avec la différence, peut-être essentielle, que nous emploierons, à l'imitation de MM. Bretonneau et Trousseau, la poudre de la racine de belladone, ou même de la feuille, si la qualité de la racine est douteuse, au lieu de l'extrait aqueux. Or, c'est ce que nous avons déjà commencé à faire, il y a un an. Nous avons traité un jeune homme de vingt-un ans, affecté d'une incontinence d'urine qui avait résisté à tous les moyens les plus rationnels de la thérapeutique. Nous lui avions administré inutilement l'extrait de belladone à haute dose, c'est-à-dire, à vingt centigrammes par jour. Enfin, ennuyé de ce nouvel insuccès, nous employâmes, suivant la nouvelle méthode et avec assez peu de confiance, la poudre de la racine à très-faible dose, un centigramme matin et soir, mais notez, bien *dynamisé,* comme disent les homœopathes, c'est-à-dire, très-longtemps trituré avec la poudre de sucre. Eh bien! par cette dernière médication, le jeune homme s'est trouvé parfaitement guéri. Depuis ce temps, nous avons encore traité absolument de la même manière, et à peu près avec le même succès, un jeune homme de dix-neuf ans. Il était atteint de cette triste infirmité depuis l'âge de deux ans. Il avait été traité en vain par les célébrités médicales de Paris et de Londres. Nous lui avions donné inutilement la poudre de racine de belladone à vingt centigrammes par jour, c'est seulement à la dose d'un centigramme de poudre de racine de belladone, administré matin et soir, que le mieux s'est fortement prononcé. De sorte que, environ trois mois après, le malade s'est trouvé parfaitement guéri.

Voici maintenant d'autres observations à l'appui de l'efficacité de la nouvelle méthode contre l'incontinence d'urine nocturne et diurne.

« J'ai fait usage, dit M. Morand, de l'extrait de belladone contre l'incontinence d'urine, à la colonie de Mettray. Dix-sept jeunes colons, atteints de cette infirmité, lui durent leur guérison. » M. Morand dit avoir employé une fois la belladone avec avantage contre le diabète. Nous pensons néanmoins que la belladone échouera presque toujours contre cette dernière maladie, qui est bien loin de dépendre de la même cause que l'incontinence d'urine. Nous croyons que celle-ci reconnaît, en général, pour cause, un excès de contractilité de la vessie : et c'est alors seulement qu'elle pourra céder à la belladone.

Une petite fille de sept ans est atteinte, depuis quatre à cinq ans, d'une incontinence d'urine nocturne et souvent diurne, suite d'une anasarque. Pilules composées chacune d'un centigramme de poudre et d'un demi-centigramme d'extrait de belladone (on ne dit pas si c'est la poudre de la racine ou des feuilles), à prendre tous l s soirs pendant une semaine, en se couchant. Pendant la seconde semaine, deux pilules le soir, et, pendant la troisième, une le matin en se levant et deux le soir. Point d'amélioration pendant les deux premières semaines. Mais, pendant la troisième, il se manifesta un grand amendement. On continua encore l'usage des pilules pendant deux autres semaines, au bout desquelles la guérison fut complète. (Aug. Cauvin.)

Une petite fille de cinq ans urine au lit plusieurs fois chaque nuit. La honte, les menaces, les châtiments restent sans effet. La volonté de l'enfant est impuissante. On emploie toutes les précautions possibles. A huit heures du soir, quand on couchait la petite fille, on la faisait uriner; à onze heures, le père se couchait, et, auparavant, il prenait les précautions nécessaires; la mère, à son tour, se relevait à cinq heures, et, à huit heures du matin, l'enfant quittait le lit. Malgré cette vigilance, il n'arrivait presque pas de nuit que l'enfant n'urinât dans son lit, une, deux et jusqu'à trois fois. Tous les soirs, on administra une pilule d'un centigramme de poudre et un demi-centigramme d'extrait de belladone. Dès la première semaine, il y eut du changement, et deux nuits se passèrent sans accident. La seconde semaine, on donna deux pilules; l'enfant n'urina plus au lit. La troisième semaine, on cessa les pilules; tout se passa bien néanmoins. La quatrième semaine, on ne prit qu'une pilule chaque soir; l'enfant urina une fois au lit. Pendant les deux suivantes, il n'y eut qu'un accident, et l'amélioration ne s'est pas démentie. L'enfant peut maintenant conserver ses urines pendant les dix heures qu'elle reste au lit. (Trousseau.)

Un garçon de onze ans urine au lit depuis sa tendre enfance, et il retient parfaitement ses urines pendant la journée. Il se couche à huit heures, après avoir uriné, et, une heure après, il est déjà mouillé; puis il n'urine plus pendant le reste de la nuit. Au bout d'une semaine de traitement, pour la première fois peut-être de sa vie, il avait passé la nuit sans uriner une seule fois au lit. On espérait le guérir radicalement. (*Idem.*)

Suivant M. Trousseau, on obtient neuf guérisons sur dix, quand on a le soin surtout d'employer la poudre de belladone, dont l'action, dit-il, est plus énergique et plus sûre que celle de l'extrait. Oui, c'est fort bien, si la poudre de feuilles de belladone est récente. Comme elle est beaucoup moins employée que l'extrait, il en résultera qu'elle pourra bien être presque inerte par vétusté. Et, comme on la donne à dose si minime, un centigramme par jour, on sera exposé à faire des médications complètement nulles, ou sans effet appréciable. — Ce que nous venons de dire de la poudre des feuilles de belladone, s'applique encore bien davantage à la racine, qui, bien qu'elle soit plus active que la première, est encore beaucoup moins employée. C'est à la poudre seule de la racine que nous avons recours contre l'incontinence d'urine et contre la coqueluche; mais il faut qu'elle soit récente, ou, du moins, pas trop vieille.

Au reste, quelle que soit la préparation de belladone que l'on emploie, il faut la continuer pendant longtemps, même après la cessation des accidents nocturnes.

Enfin, si les enfants ne peuvent pas prendre les pilules, qu'on donne la belladone en poudre mêlée à la poudre de sucre, comme nous le faisons pour la coqueluche.

§ IX.

TÉTANOS, ETC.

Chose bien singulière ! nous n'avons pas rencontré un seul cas de tétanos général bien caractérisé, ni traumatique, ni idiopathique ou spontané, dans l'espace de quarante-deux ans. Depuis bien longtemps, nous avions formé le dessein d'employer contre le tétanos la belladone à haute dose, jointe à l'opium, également à dose très-élevée. Ce traitement, en ancienne prévision, vient d'être réalisé depuis plusieurs années par plusieurs observations importantes. En voici quelques-unes des plus concluantes.

Miquel cite trois cas de tétanos spontané ou idiopathique, guéris par la belladone. Voici le résumé de ces trois observations de tétanos spontané.

Un jeune homme de quinze ans est pris d'un resserrement spasmodique des muscles des mâchoires, après s'être exposé pendant plusieurs jours à un froid humide, et s'être livré pendant le même temps à un travail excessif. Peu à peu, ce spasme augmente, s'étend et envahit les muscles du cou, de la poitrine, des reins, de l'abdomen et des bras. Le malade, dans son lit, est raide comme une barre de fer. Quand il s'assied, ou

plutôt quand on l'assied, la tête est légèrement
inclinée en arrière; il lui est impossible de la re-
porter davantage en avant. Si l'on essaie d'écarter les mâchoires, on sent une résistance invin-
cible; les parois abdominales forment comme un
plancher que la main déprime à peine. Saignée,
bains, tisane diaphorétique avec nitrate de po-
tasse. Peu ou point d'amélioration sous l'influence
de ce traitement, la rigidité tétanique persévé-
rant toujours, plus ou moins, pendant sept jours
consécutifs. Au bout de ce temps, emploi de
l'extrait de belladone à l'intérieur, cinq centigrammes le premier jour, dix le second. Délire
tranquille toute la nuit, vue troublée, pupilles
très-dilatées; toutefois, amélioration notable.
Sommeil jusqu'au lendemain. Après ce sommeil,
les mâchoires s'écartent facilement, le malade se
lève et veut s'habiller. Il demande des aliments,
dont il avait été privé jusque-là. Les jours suivants, la détente augmente, le malade marche,
et il est guéri.

Une femme de plus de cinquante ans, après
une fatigue plus grande que d'ordinaire, se sent
prise d'une très-grande raideur dans les bras et
les jambes; elle ne peut continuer à marcher, elle
se couche au milieu de la rue. Portée chez elle,
elle présente un trismus très-léger. Ses bras sont
étendus le long du corps, durs, inflexibles; les
jambes et les cuisses sont dans le même état

d'extension rigide. Saignée de six palettes au moins sans résultat. Potion avec dix centigrammes d'extrait de belladone. Pendant tout le jour, l'état de rigidité douloureuse resta le même. Le lendemain, même état. Vingt centigrammes d'extrait de belladone. Sommeil moins agité, moiteur; urines, supprimées auparavant, abondantes et faciles; mouvement spontané dans les membres, qui sont moins douloureux. Mêmes moyens. Le lendemain, la malade est levée; elle marche, quoique avec difficulté encore; elle se sert de ses membres. Au bout de quelques jours, elle est tout à fait guérie.

Une demoiselle, à la suite de violents chagrins, est prise tout à coup d'un trismus qui, pendant deux jours, s'oppose à l'introduction dans la bouche d'autres aliments que des aliments liquides. Sangsues aux cuisses, bains, pilules de valériane, embrocations calmantes et huileuses sur les muscles des mâchoires, et l'introduction, entre les dents, d'un coin de bois. Malgré tous ces moyens, le trismus persiste. Le lendemain, il augmente sous l'impression d'une fâcheuse nouvelle; raideur du cou, les mouvements des membres sont libres. Extrait de belladone, à la dose de trois centigrammes, dans une potion. Aucun résultat. La dose de la belladone est doublée, et, à peine la potion est-elle prise, que la malade se réjouit d'une amélioration notable. Les mâchoires commencent à s'écarter davantage, la raideur du cou disparaît, et la tête conserve sa rectitude et sa souplesse normales. Même potion. Le trismus a disparu à peu près complètement.

On pourrait rapporter ici un autre fait qui a la plus grande analogie avec le dernier. La belladone a rapidement fait disparaître un trismus extrêmement intense, suite d'une violente attaque d'hystérie.

Nous allons maintenant résumer quelques faits de tétanos traumatique, guéris par la belladone. On sait que ce dernier est presque toujours mortel, malgré les saignées, les bains et l'opium à haute dose.

Un enfant de douze ans subit l'amputation de deux orteils. Au douzième jour, couché près d'une porte, il ressentit l'impression de l'air, et, dès lors, les pansements devinrent très-douloureux; bientôt il se manifesta des symptômes tétaniques qui se prolongèrent pendant une semaine. Le corps était comme une barre inflexible. Applications successives de plusieurs ventouses à la région supérieure de la colonne vertébrale, et, chaque jour, dix centigrammes de belladone en poudre et soixante centigrammes de calomel. On faisait, en même temps, des frictions sur le tronc et la partie interne des membres, avec un mélange d'onguent mercuriel et d'extrait de belladone. Le septième jour, tous les accidents tétaniques avaient disparu.

Un enfant de onze ans présente une plaie contuse. Le lendemain, rigidité des muscles masseters et temporaux, et, le jour suivant, le tétanos était général et parfaitement caractérisé. Trois applications de trois ventouses chaque fois. Tous les jours, dix centigrammes de poudre de belladone avec soixante centigrammes de calomel; enfin, le reste comme dans la précédente observation. Huit jours se passent sans amélioration sensible; mais le malade vivait toujours, et c'était un commencement de succès. La belladone seule fut continuée et l'onguent napolitain fut supprimé. Le mal ne s'aggravait pas, mais résistait toujours. Deux cautères sur la région cervicale du rachis, et, à la fin du troisième septénaire, la guérison était complète.

Un homme de vingt-quatre ans, brûlé sur de larges et nombreuses surfaces, était au vingtième jour de son traitement, lorsque l'impression d'un froid humide fit éclater un tétanos violent. Le même traitement que ci-dessus fut employé jusqu'à vingt centigrammes de belladone, qu'on fut obligé de réduire à dix centigrammes, dose que l'on continua encore pendant six jours, au bout desquels le malade fut entièrement guéri.

Enfin, un autre homme, ayant eu le pouce de la main droite écrasé, fut atteint du tétanos et en mourut le quatrième jour, malgré l'emploi de l'opium à haute dose. La belladone ne put être donnée que trente-six heures après l'invasion des accidents tétaniques. (Vial.)

Voilà donc, sur quatre cas de tétanos traumatique, trois guérisons dont la plus grande part, suivant l'auteur, doit revenir à la belladone. Ne pourrait-on pas avancer que la belladone seule doit avoir le mérite et l'honneur de la cure, puisque les autres moyens qu'on lui a adjoints ont, jusqu'à présent, toujours été employés sans succès réel et sérieux ?

Tétanos par cause traumatique observé sur un militaire de l'hôpital de Coleah (Algérie). Nous prenons le malade au seizième jour. Jusque-là, un traitement très-actif avait été employé sans le moindre succès. Le 16 juillet, dans la matinée, les accès convulsifs deviennent plus fréquents et plus intenses ; la raideur générale est continue ; il est impossible d'écarter les mâchoires. Face pâle, traits affaissés, sueur froide et visqueuse ; respiration embarrassée ; la mort paraît imminente. Frictions avec la teinture de belladone sur toute la partie antérieure du tronc et sur les muscles du cou. Au bout d'un quart d'heure, la respiration devint un peu plus facile, et la contraction musculaire paraît céder ; les frictions furent faites dès lors presque sur toute la surface du corps, et spécialement sur les parties qui étaient le siége des plus vives contractions. Chaque jour, cent grammes de teinture furent employés en frictions. Le lendemain et les jours suivants, le nombre des accès et leur intensité diminuèrent d'une manière notable..... Bref, prompte convalescence. (Bresse.)

Un soldat reçoit, au gros orteil gauche, une blessure avec une abondante hémorrhagie... Une quinzaine de jours après, douleurs lombaires qui arrachent des cris. Contraction permanente des muscles de toute la région postérieure du tronc et du cou; contraction tellement forte, que le corps est courbé en arrière comme un arc de cercle. Les membres supérieurs et inférieurs sont dans un état de rigidité complète. Rire sardonique; sueur froide et visqueuse, etc., etc. Frictions avec la teinture de belladone (cinq parties d'extrait pour onze d'alcool à 34°), à la dose de quarante à cinquante grammes, sur toute la surface du corps, et principalement sur les régions où la rigidité était la plus forte. Cinq minutes après, détente générale : le malade éprouve un bien-être extraordinaire. Pendant deux heures environ, la douleur et la contraction avaient cessé; mais, au bout de ce temps, elles reparurent avec une intensité presque aussi grande que la première fois. Frictions nouvelles pendant plusieurs minutes, et le mal cessa de nouveau pour reparaître encore, mais avec moins d'intensité et après un plus long intervalle; quelques jours après, le malade, se considérant comme à l'abri de tout danger, s'exposa imprudemment au froid et fut pris aussitôt de contractions tétaniques très-douloureuses, qui ne cédaient qu'avec beaucoup de lenteur sous l'influence de ventouses scarifiées, sangsues, vésicatoires pansés avec l'extrait de belladone. Il fallut recourir aux frictions avec la teinture de belladone, dont l'effet fut prompt et marqué. Quelques jours après, le malade était parfaitement guéri. (*Idem.*)

M. Bresse ajoute qu'un autre médecin avait fait cesser, avec une promptitude remarquable, un trismus qui faisait craindre un tétanos traumatique général. Ailleurs, le même praticien (M. Bresse) s'exprime ainsi : « Les espérances que j'avais conçues de l'efficacité réelle de la belladone, dans le traitement du tétanos, se sont changées en conviction, d'abord d'après les deux faits dont il vient d'être question, et ensuite dans un autre cas non moins grave, déterminé par l'arrachement d'un doigt de la main, chez un habitant de Dinan. — Quelques heures après l'accident, un trismus s'était déclaré, puis, ensuite, un opisthotonos très-intense. Le médecin qui fut appelé employa d'abord sans succès plusieurs moyens indiqués par les auteurs, et ce ne fut que d'après le conseil d'un de ses confrères, qu'il eut ensuite recours aux frictions de belladone sur les muscles contracturés. Le succès ne se fit pas attendre : au bout de quelques minutes, la contraction diminua d'intensité, puis finit par disparaître complètement, et, deux ou trois jours après, le malade était guéri ». Il faut dire ici que l'auteur ne donne ce fait qu'avec réserve, ne l'ayant pas observé lui-même, mais appris seulement d'un autre.

Il va sans dire que la belladone devrait être employée contre toute espèce de convulsions et contractions tétaniques locales ou générales ; les convulsions ou contractures tétaniques des femmes enceintes ; les convulsions puerpérales, l'éclampsie, etc. Voici un fait qui peut trouver ici sa place.

Une femme de trente-huit ans avait été sujette à des contractions tétaniques violentes pendant ses quatre grossesses et pendant tout le temps qu'elle allaitait ses enfants. Ces accès, sans ordre et sans périodicité, revenaient particulièrement sous l'influence du froid, de l'humidité ou d'une cause morale. Les crises commençaient par un resserrement douloureux de l'épigastre, suivi d'une constriction circulaire au niveau des attaches du diaphragme. Il survenait ensuite des contractions de tous les muscles du corps, de la face et du larynx. L'attaque se terminait par une sueur abondante, un profond abattement et du sommeil. Rien de semblable n'arrivait hors le temps de la grossesse et de l'allaitement. Après l'emploi inutile de tous les moyens les plus rationnels, on appliqua un vésicatoire sur l'épigastre, que l'on pansa avec une pommade composée d'une partie d'extrait de belladone sur trois d'onguent mercuriel. On en appliqua d'abord soixante centigrammes, et, au bout de six heures, deux grammes. (La gradation était évidemment trop brusque.) La malade fut aussitôt prise d'un délire furieux, se croyant entourée de monstres qu'elle cherchait à éviter par la fuite. (Au moins ici le délire n'était pas gai.) Les pupilles étaient énormément dilatées. Spasmes au gosier en buvant. Deux saignées, limonade et infusion de café. Au bout de quarante-huit heures, les symptômes d'empoisonnement cessèrent. La malade était alors au huitième mois de son quatrième allaitement, et les accès tétaniques étaient à leur *summum* d'intensité et de fréquence. Depuis ce moment, elle n'a plus éprouvé aucune crise convulsive ou tétanique, quoiqu'elle ait continué d'allaiter encore pendant cinq mois. Les cinq années suivantes, pendant lesquelles elle a eu encore trois enfants qu'elle a nourris, elle n'a plus jamais rien éprouvé de semblable à ses anciens accidents. (Casanova.)

D'après tous les faits qui précèdent, il est impossible de ne pas reconnaître à la belladone une action très-spéciale contre toutes les affections tétaniques, et c'est ce que nous avions toujours prévu et prédit depuis plus de trente ans. Cette prévision découlait tout naturellement de la connaissance de la propriété anti-contractile et anti-convulsive de la belladone, car cette précieuse solanée, portée à une dose convenable, produit constamment une forte *résolution* musculaire ou une sédation de l'influence nerveuse, ou, si l'on veut, du centre ou de l'appareil nerveux qui préside au système musculaire.

On a vu que, dans les dernières observations du tétanos, on s'est borné à l'emploi extérieur de la teinture de belladone. A défaut de teinture, on peut se servir de la solution de l'extrait ou de la pommade de belladone. On pourrait même, toutes les fois que les malades peuvent avaler, donner en même temps l'extrait de la même plante à l'intérieur par la bouche, ou du moins en lavement, si toutefois il est possible aussi.

§ X.

AFFECTIONS OCULAIRES.

Nous groupons, sous ce titre général, toutes les médications que l'on peut faire sur les yeux, à l'aide des diverses préparations de belladone.

Ophthalmie. Lorsque les yeux sont peu rouges et que les douleurs sont cependant très-vives, on peut croire que la maladie est beaucoup plus nerveuse qu'inflammatoire, et, en conséquence, on est autorisé à employer avec confiance les préparations de belladone. C'est ce que nous faisons ordinairement, en y associant même quelquefois un peu d'opium (extrait aqueux thébaïque), dans un collyre fait avec un peu d'extrait de belladone. Lisfranc, dans ce cas, employait l'extrait de cette plante en frictions autour de la base de l'orbite. C'est ainsi qu'il dit avoir guéri, en vingt-quatre heures, deux ou trois jours, des ophthalmies qui avaient résisté aux anti-phlogistiques et à d'autres moyens appropriés. C'est ce que Dupuytren avait déjà fait bien avant Lisfranc, ou, du moins, il employait avec beaucoup d'avantage la belladone dans les inflammations graves des humeurs de l'œil.

Un jeune homme est atteint d'une kératite ulcéreuse des deux yeux. Après avoir employé : saignée générale, ventouses scarifiées derrière les oreilles, calomel, on eut recours aux frictions mercurielles belladonées, et le malade a vu survenir dans son état une amélioration sensible et très-rapide. (Chassaignac.)

D'ailleurs, d'après le docteur Rognetta, l'action de la belladone est hyposthénisante : elle ne convient donc, ajoute-t-il, qu'aux maladies où le traitement antiphlogistique est utile. Selon ce médecin, des maladies inflammatoires fort graves ont été, dans les cliniques d'Italie, traitées uniquement par la belladone. Les résultats ont été les mêmes qu'après l'administration de l'émétique à haute dose. — Dans les ophthalmies internes, la belladone, selon M. Rognetta, est, après la saignée, le remède le plus salutaire et le plus prompt.... Elle convient également dans les ophthalmies externes, mais elle a moins de prise sur les inflammations simples des tissus blancs (kératite et sclérotite). Pour peu qu'il y ait photophobie, on doit y avoir recours, comme particulièrement dans les ophthalmies scrofuleuses, où, comme on sait, la photophobie est si ordinaire, si incommode et si difficile à dompter, même quelquefois par la belladone. Alors il n'y a pas d'autre remède que la cautérisation de ces blépharites ou granulations palpébrales, au moyen d'un cristal de sulfate de cuivre, suivie d'un collyre avec le même sel.

Iritis. Un grand nombre de médecins emploient les instillations de belladone dans l'œil, ou simplement les frictions avec la pommade mercurielle belladonée, autour de l'orbite, dans le but de dilater la pupille rétrécie par l'iritis, et d'empêcher les exsudations de l'iris et son adhérence avec la capsule antérieure du cristallin. Mais, avant tout, est-il bien certain que la belladone agisse sur l'iris enflammée? Nous n'avons presque jamais vu les pupilles se dilater quand l'iris paraissait malade, anormale, ou quand la pupille était déformée dans son contour, ou excessivement resserrée, ce qui supposerait une adhérence quelconque. La belladone ne convient donc proprement qu'après la cessation des phénomènes inflammatoires, ou, du moins, quand ils sont à leur déclin.

M. le docteur Tonnellé emploie les préparations de belladone dans toutes les lésions traumatiques qui intéressent l'iris, afin de prévenir l'oblitération de la pupille et les adhérences membraneuses, suite de l'iritis.

Il y a recours dès que l'inflammation a été suffisamment amortie par l'eau froide. C'est conforme à ce que nous avons établi plus haut. On s'en sert aussi pour prévenir les constrictions de la pupille et les adhérences de l'iris à la suite de l'opération de la cataracte, pour rompre les adhérences de l'iris avec les parties voisines, ou pour empêcher les bords de la plaie de se réunir après l'opération de la pupille artificielle.

Le docteur Bulley emploie les lotions de belladone, avec un peu de sulfate de cuivre, contre les iritis commençantes et les ophthalmies atoniques.

Le docteur Escolor cite une observation d'iritis qu'il appelle *rhumatismale*, guérie également par la belladone à haute dose, à l'intérieur et à l'extérieur.

Nous venons de voir une iritis chronique avec constriction pupillaire et perte de la vue. Le malade ne pouvait distinguer aucun objet ni se conduire. Nous lui avons fait instiller dans l'œil (l'autre était perdu par accident traumatique) une goutte de solution saturée d'extrait de belladonne, et, au bout d'une demi-heure, la vue était rétablie; le malade distinguait tous les objets ambiants, quoique, chose remarquable, la pupille ne fût pas sensiblement dilatée.

Hernie de l'iris. Prolapsus de l'iris, situé à la portion de la cornée voisine de l'angle externe de l'œil. Il avait le volume d'un petit pois chiche; sa base, qui était fort étroite et excessivement étranglée, fit presque désespérer du succès des applications de belladone, mode de traitement, dit l'auteur de cette observation, que j'emploie presque constamment, et auquel je dois un grand nombre de guérisons. Il cite le fait présent comme un des plus concluants pour prouver l'efficacité de la belladone, qu'il préfère de beaucoup à l'emploi de la pierre infernale. Voici donc la méthode : appliquer sur la tumeur de petites compresses trempées dans une solution de vingt centigrammes d'extrait de belladone, sur trente grammes d'eau distillée. La dose de l'extrait fut successivement portée jusqu'à trente, quarante et cinquante centigrammes. A cette dernière dose, la tumeur commença à diminuer de volume; et, à soixante centigrammes, la réduction put s'opérer complètement. Le traitement dura environ vingt jours. L'auteur ajoute : « Je crois que l'on peut conclure de cette observation, qu'il ne faut pas se décourager lorsque aucune amélioration ne suit l'emploi des premières applications de solution de belladone, mais, qu'au contraire, il faut augmenter successivement la dose de cet extrait, d'autant plus qu'il est constant, par la dose que nous venons de citer, qu'à douze grains (soixante centigrammes) ce médicament ne produit aucun effet désavantageux ni sur la vue, ni sur le système nerveux. (Tommasso Bonperola.)

Il eût été, ce nous semble, plus simple et plus facile de faire tomber matin et soir, sur la petite tumeur, une goutte de solution concentrée de belladone, sans craindre pour cela d'affaiblir la vue, ou d'occasionner quelque perturbation dans l'appareil nerveux optique : nous verrons plus loin que l'on peut faire impunément ces sortes d'instillations pendant fort longtemps et même des années entières.

Staphylôme de la cornée et de la sclérotique. Puisqu'il est expérimentalement et généralement reconnu que la belladone exerce une action relâchante et anti-contractile sur les tissus musculeux et fibreux, rien ne doit empêcher d'admettre qu'elle peut produire cet effet sur tous les tissus organiques, de quelque nature qu'ils soient, musculeux, fibreux, cellulaires, parenchymateux, vasculeux, nerveux, etc. C'est d'après ce principe que nous ayons conseillé l'usage de la belladone contre le prolapsus ou la hernie de l'iris. Maintenant, nous la proposons également contre le staphylômé. Voici deux faits à l'appui de cette méthode.

Une femme de vingt-cinq ans ayant eu une ophthalmie intense à l'œil droit, il lui était resté un ulcère vers le bord inférieur de la cornée, ainsi qu'une procidence de l'iris. Bientôt elle perdit totalement la vue de ce côté-là, et resta deux mois dans cet état. De plus, on remarqua un vaste staphylôme de la cornée, de forme conique, de six lignes de circonférence, et occupant presque la moitié de la cornée transparente. La malade s'étant refusée à toute opération, on se borna à faire, trois ou quatre fois par jour, des instillations d'une forte solution d'extrait de belladone sur la tumeur. L'emploi de ce moyen ne tarda pas à faire disparaître le staphylôme, et l'œil ne conserva plus qu'une légère difformité. (Baratta.)

A la suite d'une ophthalmie chronique, on vit se développer un vaste staphylôme de la sclérotique, tout près de la cornée, avec hypopion. On eut recours à la solution de belladone, et, au bout de trois semaines, le staphylôme avait disparu. (*Id.*)

Taies centrales. — Cataractes centrales, etc.
Dans ces divers cas, nous avons rendu quelquefois aux aveugles une sorte de vue, qui leur suffisait pour se conduire ou même pour se livrer à quelques petits travaux. A cet effet, nous faisons instiller tous les jours, ou de deux jours l'un, une goutte de solution saturée d'extrait de belladone, dans les yeux, afin de maintenir la pupille suffisamment large pour dépasser la circonférence de la tache ou le noyau opaque du cristallin cataracté. C'est ainsi que nous avons fait voir plusieurs aveugles qui ne pouvaient plus se conduire, et qui, aujourd'hui, munis d'une solution d'extrait de belladone, se promènent librement depuis plusieurs années ; et un, entre autres, qui était complètement aveugle depuis cinq ans, par une large taie centrale qui occupe son seul et unique œil. Depuis qu'il s'instille dans l'œil de la solution de belladone, c'est-à-dire, depuis sept ans, il voit suffisamment pour se conduire, et même, dit-il, pour travailler. Nous n'avons jamais vu résulter de cette pratique aucune espèce d'inconvénient pour la sensibilité de l'appareil optique. S'il y avait quelque danger ou quelque inconvénient, ce ne pourrait être, après tout, que pour les cataractes centrales. Les malades disent que ces instillations leur *fortifient* les yeux et la vue.

C'est aussi à l'aide de ces instillations de belladonc que nous avons, il y a trente-six à trente-sept ans, fait voir, au bout d'une demi-heure, une personne atteinte de cataracte centrale depuis vingt ans, avec constriction habituelle des pupilles. Le fait fut regardé par le public comme *prodigieux*. Aujourd'hui, vu l'immense vulgarisation de l'emploi de la belladone, le prestige ne ferait plus fortune nulle part.

Quelques années après, un homme atteint de cataracte, ne voulant ou ne pouvant se faire opérer, nous lui fîmes faire des instillations de belladone pendant près d'un an, qui lui procurèrent assez de vue pour se conduire et pour s'occuper de quelques travaux qui demandaient peu d'application de la vue.

Il y a trois ans, nous prescrivîmes le même moyen à un homme cataracté. Un an après, on nous rapporta que ces instillations lui avaient tellement *fortifié* la vue, qu'il pouvait maintenant se conduire et aller tout seul où il voulait.

Nous ne parlons pas ici des instillations de belladone pour préparer les malades à l'opération de la cataracte et pour reconnaître la cataracte noire, c'est trop connu.

Nyctalopie. Nous avons employé plusieurs fois la belladone contre cette névrose optique, et, entre autres faits, nous nous rappelons encore le cas d'un jeune homme que nous avons guéri, il y a trente et quelques années. Ce malade voyait très-bien la nuit, mais le jour il ne pouvait rien distinguer, ni les personnes ni les objets environnants. Avant qu'il vînt nous trouver, il avait été traité en vain par les sangsues et les vésicatoires. Nous lui fîmes administrer l'extrait de belladone jusqu'à trente centigrammes par jour. (On arriva graduellement à cette dose un peu élevée.) Au bout de sept à huit jours, il était parfaitement guéri.

Amaurose. J'entends déjà le murmure du lecteur. Quoi! la belladone contre l'amaurose! c'est du nouveau. Qu'est-ce que cela fait, si c'est du vrai? Voici donc ce qui en est.

Un médecin d'une grande ville nous a communiqué dernièrement un fait assez curieux. Voulant faire l'application du grand principe homœopathique, ou de la loi des semblables, *similia similibus curantur,* il instilla quelques gouttes de solution de belladone dans un œil frappé de cécité mydriasique, c'est-à-dire, avec dilatation énorme de la pupille. Chose aussi extraordinaire que curieuse, la pupille s'est contractée et la vue est revenue. Nous-même, nous avons traité, il y a environ deux ans, avec un collyre de belladone, une jeune fille atteinte d'une amaurose complète survenue tout à coup avec des mouvements convulsifs des paupières. La vue s'est peu à peu parfaitement rétablie. Il est vrai qu'un séton à la nuque avait été appliqué en même temps.

Mais, dira encore ici le lecteur, l'auteur ne dit rien de l'état des pupilles. Cette fois, le reproche est fondé. Notre mémoire nous fait complètement défaut; nous ne nous souvenons pas si les pupilles étaient dilatées ou resserrées; et, sur cette circonstance importante, nos notes incomplètes et silencieuses ne nous servent pas mieux que nos souvenirs.

§ XI.

CANCER. — SQUIRRHES. — ENGORGFMENTS LYMPHATIQUES INDOLENTS, OU TUMEURS DOULOUREUSES SQUIRRHOÏDES, ETC.

Peu de remèdes ont été plus employés que la belladone contre les diverses affections connues sous la dénomination générale de cancer. Long-temps avant que les médecins se fussent occupés des admirables vertus anodynes de la belladone, cette puissante solanée avait été exploitée par les médicastres et les esculapes populaires, par les empiriques, les charlatans, les *sorciers,* etc. Munch nous apprend qu'une femme employait la belladone contre le cancer et les tumeurs en général, dès l'année 1683; et que, plus de cent ans auparavant, dans le même pays qu'habitait cette femme, on employait contre le cancer un onguent où entrait la belladone. — Au rapport de

Murray, Brummen est le premier médecin qui, au commencement du dix-huitième siècle, employa la belladone contre les tumeurs réputées squirrheuses ou cancéreuses. Brummen transmit son secret à Spaeth. Michel Alberti vante la belladone comme un spécifique contre le cancer occulte. « Dans tous les recueils, disent MM. Trousseau et Pidoux, publiés pendant la dernière moitié du dix-huitième siècle, l'efficacité de la belladone dans le traitement du cancer est constatée par un grand nombre de faits authentiques. Cette même période a vu publier aussi un grand nombre de faits contradictoires et également authentiques. » (*Thérapeutique*.) Il est vrai qu'ils ajoutent aussitôt après, et avec beaucoup de raison, qu'il fallait accuser le peu de précision du diagnostic. Voici, du reste, quelques faits qui sembleraient prouver l'efficacité de la belladone ou, du moins, son action sédative sur les ulcérations cancéreuses.

Une femme, née d'une mère morte cancéreuse, et son fils, eurent, l'un un cancer à la lèvre, et l'autre à la joue, près de l'angle de l'œil. Le fils, qui avait le cancer à la lèvre, prit la poudre de feuilles de belladone, en commençant par deux à trois centigrammes, et augmentant graduellement jusqu'à soixante centigrammes par jour. La plaie s'améliora beaucoup et fut réduite presque à rien, à une petite croûte.

Le remède ayant été abandonné, le cancer reparut. On eut recours de nouveau à la belladone, avec le même effet qu'auparavant.

Le cancer de la mère existait depuis quinze ans; il avait commencé par une petite érosion, qui s'était étendue peu à peu jusqu'à l'œil. Cette femme a été promptement soulagée par la belladone. Le pus est devenu bon et la plaie est diminuée et resserrée. La malade est dans cet état depuis quatre ans. Toutes les fois que son mal augmente, elle a recours à la belladone, qui l'empêche toujours de s'étendre, et qui, quelquefois, fait diminuer l'ulcère cancéreux, sans que jamais il se ferme entièrement. (Cullen.)

Le même auteur cite Lambergen, Gataker et Regnérus, qui ont aussi eu à se louer de l'emploi de la belladone contre le cancer. — Juncker vante aussi beaucoup la belladone contre les affections cancéreuses, bien qu'il rapporte un fait dans lequel ce remède a échoué.

Degner donnait contre les cancers une forte infusion de feuilles de belladone. Il dit avoir réussi dans un grand nombre de cas, à l'aide de cette médication.

Barthez, dans une de ses consultations, conseille la même infusion, plus une décoction de feuilles de belladone, pour lotionner un ulcère cancéreux.

Lambergen parle d'une femme guérie d'un cancer au sein déjà un peu ulcéré, et d'un autre squirrhe à l'autre sein, après avoir pris pendant cinq mois une infusion de feuilles de belladone.

Munch affirme avoir guéri deux cas de squirrhe utérin par l'usage d'une poudre composée de vingt-cinq centigrammes de belladone et d'autant de rhubarbe, prise, chaque soir, pendant plusieurs semaines.

On cite beaucoup d'autres médecins qui ont employé la belladone contre le cancer, entre autres Dehaen, Haller, Zugler, Heister, Schalmt, etc. Mais aussi ces grands praticiens citent bien des cas où la belladone a complètement échoué, et cela devait être. Il y a plus : on pourrait même demander si, avec la belladone, on a jamais guéri un seul *vrai* cancer. Ce remède calme presque toujours et promptement toutes les douleurs locales superficielles, c'est-à-dire, les douleurs externes, tandis que l'opium est, en général, un meilleur sédatif des douleurs internes.

Nous avons nous-même assez souvent employé une pommade composée d'extrait de belladone, d'extrait de ciguë et d'iodure de plomb, contre toute espèce de tumeur des seins, quelle qu'en pût être la nature; c'est-à-dire, contre toute dureté insolite de ces organes : squirrhe vrai, tumeur fibreuse, tumeur lymphatique, tumeur kysteuse, mammite chronique, tumeur dite laiteuse, abcès, hypertrophie, etc.; et, nous devons le dire, nous n'avons pas vu que la belladone, associée à d'autres adjuvants assez respectables, ait produit quelque effet appréciable. A propos du mot hypertrophie de sein, que nous venons d'articuler, que l'on nous permette ici un mot étranger à notre sujet. Dernièrement, un de nos élèves a fait disparaître aux trois quarts, et en quelques semaines, une énorme hypertrophie mammaire, à l'aide de nos seules pilules de chlorure d'or et sodium. Inutile de dire qu'aucun moyen n'avait pu avoir prise sur cette immense tumeur adipeuse ou lymphatique.

§ XII.

ORCHITE ET ÉPIDYDIMITE. — ENGORGEMENTS, SOIT GLANDULEUX, SOIT ARTICULAIRES.

Le docteur Philippe a publié onze observations de guérison, soit d'orchites, soit d'épidydimite. Dans tous les cas, ces accidents phlegmasiques étaient compliqués de blennorrhagie, ce qui était une circonstance défavorable. C'est surtout l'induration de l'épidydime que la belladone combat efficacement; cependant, il reste encore quelquefois un petit noyau d'induration dans cette partie, qui ne se dissipe qu'avec le temps. Des orchites très-aiguës, des bubons syphilitiques ont été promptement dissipés par la belladone, après l'emploi des antiphlogistiques. Quand l'inflammation n'est pas très-forte, on peut employer la belladone dès le début. La pommade était composée de quatre grammes d'extrait de belladone et de seize grammes d'axonge; on peut même la faire à parties égales, s'il est nécessaire.

Un coup violent au sein gauche d'une demoiselle, y fit développer une tumeur profonde ovoïde, très-sensible au toucher et avec douleurs lancinantes. Elle a été guérie par l'application faite, matin et soir, d'une pommade composée de trente-deux grammes de savon et seize grammes d'extrait de belladone. Six autres tumeurs mammaires avaient été traitées de la même manière et avec le même succès. (Blacket.)

Un sujet de quatorze ans, tempérament lymphatique; très-vives douleurs dans l'articulation fémoro-tibiale gauche, qui était fléchie depuis cinq ans et incomplètement ankylosée. Les condyles étaient de moitié plus volumineux que ceux du côté opposé; le ligament capsulaire était distendu par du pus. Trois chirurgiens furent d'accord sur la nécessité de l'amputation; mais le jeune malade s'y refusant, on fit couvrir l'articulation de pommade belladonisée; et, bientôt après, le genou diminua de volume et fut moins douloureux. Plus tard, l'extrait de belladone fut employé pur, sans axonge; et la différence de volume entre les deux genoux devint si peu considérable, que la guérison aurait été complète si le malade impatient n'eût pas abandonné le traitement. (Will. Chevalier.)

Une tumeur du volume d'une petite orange, développée sur la main d'un homme, fut dissipée en moins de six semaines par l'application constante d'une pommade belladonisée d'abord, et de l'extrait pur de belladone ensuite. L'ablation avait été regardée comme nécessaire même par l'auteur. (*Idem.*)

§ XIII.

DOULEURS RHUMATISMALES ET GOUTTEUSES AIGUËS.

Le docteur Lebreton a employé avec succès la belladone contre le rhumatisme articulaire aigu. Il donnait un centigramme d'extrait toutes les heures, médication qui produisait ordinairement un peu de délire vers le deuxième jour. Le rhumatisme cédait ordinairement dans l'espace de huit jours.

Nous n'avons point encore employé la belladone contre le rhumatisme articulaire aigu, d'après la méthode du docteur Lebreton, ou celle de MM. Trousseau et Pidoux. Et nous devons avouer que nous n'oserions imiter ces derniers, si véritablement ils entendent parler de la vraie goutte, sous les noms d'*arthritis aigu et goutte*. Voici leurs paroles : « Dans l'arthritis aigu, dans la goutte, lorsque ces deux maladies ont leur siége dans une articulation environnée de peu de parties molles, nous avons pu calmer les douleurs les plus atroces par l'application d'un cataplasme ainsi composé : mie de pain, quantité indéterminée; eau-de-vie camphrée, quantité suffisante pour donner à la mie de pain la consistance d'un cataplasme; faites chauffer à une chaleur douce; versez à la surface du cataplasme, laudanum de Sydenham, 15 grammes (demi-once); extrait de belladone, huit grammes (deux gros); laissez ce cataplasme appliqué pendant vingt-quatre heures. Nous avons, par ce moyen, guéri en peu de temps trois inflammations rhumatismales du genou, qui avaient amené une flexion complète de la jambe sur la cuisse. Le redressement du membre put être obtenu dans l'espace de quinze jours. » (*Traité de thérapeutique et de matière médicale,* t. ii, p. 70, 2ᵉ édit., 1841.) Nous le répétons, nous sommes persuadé que les savants médecins n'ont entendu parler ici que d'un simple rhumatisme articulaire aigu, et non de la vraie goutte. Mais alors pourquoi mettre en tête du passage cité le mot *goutte,* et prescrire en topique quinze grammes de laudanum? On est par là naturellement porté à conclure que l'on peut impunément donner aux goutteux des narcotiques à haute dose; car on sait que l'opium a souvent produit les plus funestes effets dans les douleurs vives de la goutte. Il faut se rappeler ici que la douleur est le meilleur remède de la goutte. Le grand Sydenham a dit : *Dolor in hoc morbo est amarissimum naturæ pharmacum : qui quo vehementior est, eo citiùs præterlabitur paroxysmus.* A la page suivante, on lit ce passage : « Dans notre hôpital et dans notre pratique, nous avons administré la belladone, en poudre et en extrait, à des malades atteints de rhumatisme articulaire aigu. Le premier jour, nous donnâmes de vingt-cinq à quarante centigrammes (cinq à huit grains) d'extrait en huit pilules, dans le courant de vingt-quatre heures. Chaque jour, la dose est augmentée, jusqu'à ce qu'il survienne un peu de délire; nous restons alors à la même dose pendant trois à quatre jours, puis nous la diminuons graduellement. En même temps, et cette précaution est de la plus haute importance, nous administrons chaque jour une dose de calomel ou de jalap, ou tout autre purgatif, de manière à tenir toujours le ventre relâché. — Au bout de quelques jours, l'amendement est très-notable, et, ordinairement, le rhumatisme aigu est guéri après douze ou quinze jours de traitement. Quelquefois, pourtant, nous avons vu cette médication échouer complètement; mais, par contre, nous avons vu quelques malades entièrement guéris le troisième, le quatrième ou cinquième jour du traitement ».

Il y a quelques jours, un médecin de notre voisinage nous dit qu'il avait guéri un rhumatisme violent de toute la région de la hanche, par une large friction avec la pommade de belladone, *loco dolenti.*

Pendant que nous composons ce travail, un médecin nous mande ce qui suit : « Aux nouveaux succès obtenus avec la belladone à l'état d'extrait aqueux, je vous signale un cas qui m'est personnel. Atteint, depuis plusieurs jours, d'une névralgie dans la région radico-carpienne de l'avant-bras gauche (probablement rhumatisme articulaire aigu), mes souffrances étaient atroces, l'état pluvieux de l'atmosphère les augmentait encore; j'ai donc eu recours à cette préparation précitée, à l'aide de laquelle je vous ai vu opérer de quasi-prodiges, et, après trois heures d'application, le bénéfice de cette héroïque médication s'est manifesté par la diminution des douleurs; j'ai pu me délecter d'un peu de sommeil, et ce matin, à mon réveil, je ne souffrais plus ».

Enfin, au sujet du rhumatisme, nous ajouterons que, depuis un an, nous avons traité deux malades atteints de rhumatisme chronique général, qui avait résisté à tous les moyens les plus forts et les plus efficaces, depuis les bains d'eau et de vapeur, jusqu'aux vésicatoires, caustiques et moxas. Tout ayant échoué, nous obtînmes un grand et prompt succès, avec les seules pilules d'extrait d'aconit.

§ XIV.

FOLIE.

Comme la belladone à haute dose produit une espèce de folie passagère, on a cru qu'en vertu de la loi des semblables, elle pourrait peut-être dissiper quelques affections mentales. Plusieurs auteurs affirment en avoir obtenu de grands avantages.

Une dame, deux mois avant d'accoucher, se persuada qu'elle mourrait en couches. On fit tout pour la convaincre du contraire, mais ce fut inutilement. Cependant, le travail de l'enfantement fut facile, et tout alla bien jusqu'au septième jour, que son mari, en rentrant chez lui, la trouva sur son séant, occupée à réciter, avec une rapidité et une exactitude étonnantes, plusieurs passages de l'Écriture-Sainte, et des hymnes qu'elle avait appris dans son enfance, et que, selon toute apparence, elle avait oubliés, car jamais, en aucune occasion, on ne les lui avait entendu répéter. Elle devint on ne peut plus difficile; elle ne reconnaissait plus personne; elle répondait avec incohérence aux questions les plus simples, et s'occupait constamment de la mort, à laquelle elle s'imaginait s'être préparée en chantant des hymnes.... Les nuits devinrent très-agitées, et l'opium fut administré à haute dose pour lui procurer du repos. Une profonde mélancolie, interrompue seulement par des paroxysmes de forte excitation, s'empara de son esprit. Elle montrait de la répugnance pour tous ceux qu'elle aimait le plus, et s'abandonna à un désespoir profond. On eut recours aux sangsues, aux purgatifs, au changement de lieu et d'air, à des moyens pour régler ses sécrétions, aux douches, etc., et le tout sans beaucoup de succès. Cependant, plus tard, un grand changement eut lieu; les intervalles lucides se prolongèrent; elle commença à retrouver du plaisir à causer avec quelques personnes. L'application d'un séton à la nuque ne fit qu'irriter le système nerveux. On le supprima et on administra tous les soirs une pilule de deux ou trois centigrammes d'extrait de belladone. L'effet de ce traitement fut on ne peut plus satisfaisant; les nuits devinrent bonnes; la peau, qui, depuis le commencement de la maladie jusqu'alors, avait toujours été sèche, redevint moite; tous les symptômes fâcheux disparurent les uns après les autres, et, six semaines après, l'œil n'était plus égaré, la physionomie avait repris son expression naturelle et intelligente, l'esprit était calme et serein. La belladone fut employée jusqu'au parfait rétablissement de la malade, c'est-à-dire jusqu'à l'époque où elle dit à son mari qu'elle se sentait aussi bien qu'elle l'avait jamais été. (David Scott.)

Le docteur Schmidt emploie la belladone contre l'hypochondrie, quelle que soit la forme qu'elle affecte.

§ XV.

COLIQUE DE PLOMB.

Le docteur Malherbe déclare avoir obtenu de l'emploi de la belladone des résultats avantageux dans vingt-neuf cas de colique de plomb. Le plus grand nombre des malades a éprouvé un soulagement du premier au troisième jour. Chez la plupart d'entre eux, les douleurs cessèrent plus ou moins de temps avant l'apparition des selles. Dans la moitié des cas, la belladone n'a été prise que pendant quatre à cinq jours.... Nous pensons, conclut M. Malherbe, que la belladone est destinée à procurer des guérisons plus rapides que les autres méthodes de traitement. Elle s'attaque, d'ailleurs, aux deux principaux symptômes de la maladie : la douleur et la constipation.

Le docteur Blanchet a aussi employé avec succès la belladone contre la colique de plomb, mais il l'a unie à la thériaque. Pour nous, nous n'y avons point encore eu recours contre l'affection saturnine.

§ XVI.

RAGE.

Passons maintenant à l'examen du traitement des deux maladies les plus terribles et les plus indomptables de la pathologie, la rage et le choléra, puisqu'il faut les appeler par leur nom. Commençons par la première, la rage.

Un spécifique réel et vrai, dans le sens que l'on donne aujourd'hui à ce mot, un spécifique vrai, disons-nous, contre la rage vraie, déclarée et confirmée, a été partout désiré, toujours souhaité, souvent annoncé, et jamais trouvé.

Mais est-ce à dire pour cela qu'il n'existe réellement point de remède ni contre la rage ni contre le choléra? Non. Nous pensons, au contraire, que la thérapeutique possède dans son arsenal des armes et des ressources dont on n'a pas su se servir avec tout l'avantage que la science permet d'espérer aujourd'hui. Nous croyons qu'on pourra trouver ces agents thérapeutiques puissants dans la belladone jointe au mercure. Cela ne veut pas dire sans doute que ces moyens soient des remèdes spécifiques ; non, ce sont seulement des remèdes spéciaux, mais d'une grande puissance si on les emploie simultanément et convenablement, quant au temps et au mode, c'est-à-dire, si l'on en saisit bien le *quand* et le *comment*, le *quandò* et le *quomodò*.

Le symptôme principal, radical et essentiel de la rage, c'est l'horrible, l'effrayant spasme, la constriction strangulatoire de la gorge ou du pharynx, du larynx et des parties supérieures des voies aériennes : de là, l'horreur de l'eau, ou plutôt de tous les liquides et de tout ce qui en rappelle l'intolérable idée ; de là donc le mot hydrophobie, qui n'est qu'un effet de la strangulation gutturale, laryngienne et trachéale. Première raison donc de l'indication de la belladone, en vertu de la loi des semblables. Les spasmes généraux, les convulsions épileptiformes, nous fournissent la seconde raison de la même indication, en vertu de la loi de l'analogie thérapeutique.

Il y a déjà longtemps que la belladone a été employée contre la rage. Pline parle de son usage externe contre la morsure des chiens enragés. Théodore Turquet, dans un ouvrage publié en 1696, annonce la décoction de baies de belladone comme un spécifique contre l'hydrophobie. Schmidt publia ce remède, en 1763, dans le journal de Hanovre ; mais c'est surtout Munch

qui a employé la belladone sur une vaste échelle :
il cite près de cent quarante observations en faveur de sa méthode. Il y en a, entre autres, onze
qui, suivant le rapport de l'*Histoire de la Société royale de médecine de Paris* (année 1783),
sont *très-détaillées, très-intéressantes, et an-
noncent que ce remède est non-seulement préservatif, mais même curatif de la rage.*

Richter, dans le sixième tome de sa *Biblioth.
chirurg.*, et Hufeland, dans le troisième tome
de son journal, rapportent aussi quelques observations de guérisons obtenues par la belladone,
donnée à une dose assez forte pour causer des
phénomènes quasi-toxiques, dans des cas où les
malades offraient déjà des symptômes de rage et
d'hydrophobie.

Il est inutile de dire que nous n'avons point
en vue ici le traitement prophylactique de la
rage : il est aujourd'hui suffisamment connu. Il
se compose, comme on sait, de l'ustion et de la
cautérisation avec le fer rouge et les caustiques
chimiques et minéraux, particulièrement le
beurre d'antimoine (chlorure d'antimoine). On
fera très-bien d'ajouter les frictions mercurielles
autour de la plaie, que l'on fera longtemps et fortement suppurer.

Daniel Johnston, qui a traité dans l'Inde beaucoup d'individus mordus par des animaux enragés, rapporte que, toutes les fois qu'il eut le

temps ou la permission d'imprégner l'économie de mercure avant la manifestation des symptômes de la rage, ceux-ci furent toujours prévenus. Il ajoute « que, parmi les personnes mordues, celles qui, par des préjugés religieux, plaçaient leur espoir dans les prières des brames, mouraient constamment, tandis que celles qu'on faisait saliver étaient invariablement préservées de la rage ». (*Journal général,* t. LXX, p. 266.)

Un autre médecin anglais, Buchan, fait aussi allusion à la méthode de l'Inde. Voici ce qu'il en dit : « Nous devons parler du *fameux spécifique des Indes Orientales,* comme on l'appelle. Ce remède est composé de cinabre et de musc ». (T. III.)

Après la cautérisation, dit Hufeland, il faut *détruire et neutraliser le venin qui a pu pénétrer dans l'organisme, but auquel on arrive, surtout à l'aide du mercure...* Si la rage est déclarée, ajoute-t-il, *toutes les trois heures on fait des frictions mercurielles, principalement au cou, afin de provoquer au plus vite la salivation, et on donne deux grains de calomélas toutes les trois heures, à dose croissante.*

Nous pensons que, malgré les nombreuses observations de Munch en faveur de la belladone, comme moyen préservatif de la rage, cette plante n'est malheureusement pas douée d'une telle propriété; ou, du moins, si on veut lui reconnaître une certaine propriété prophylactique, d'après l'observation de quelques praticiens du dernier siècle, on pourra donner quelques pilules d'extrait de belladone, pendant six semaines à deux mois, comme moyen accessoire et adjoint au traitement local ci-dessus mentionné. Il n'y aurait à cela aucun inconvénient. Cela peut même disposer favorablement le système nerveux, le rendre moins mobile, moins sensible, moins impressionnable, et rassurer encore davantage le malade; c'est ainsi que nous le pratiquons pour prévenir les attaques épileptiques. Mais, au fond, la belladone ne nous paraît propre qu'à combattre des accidents réels et actuels, qu'à modifier le mode d'être du système nerveux, et à combattre son immense perturbation en faisant cesser ou diminuer les spasmes affreux de la gorge, du pharynx et des voies aériennes, avec les horribles convulsions de tout l'appareil musculaire. C'est, en un mot, dire assez que la belladone, dans notre pensée, ne doit être généralement employée que contre la rage commençante, ou même plus ou moins déclarée. On la donnera donc, si la déglutition est possible, en poudre ou en pilules, avec l'extrait, mais à très-haute dose. On fera surtout des frictions à la gorge, aux glandes parotides et maxillaires, avec la pommade de belladone, par parties égales d'extrait et d'axonge, ou même avec l'extrait tout pur. On pourra pratiquer en même temps des frictions à la colonne vertébrale et aux membres, avec la teinture de belladone.

Mais, il faut le dire sans détour et sans délai : cette médication, tout éminemment sédative et antispasmodique qu'elle est, ne suffira pas, parce qu'elle ne paraît pas de nature à pouvoir détruire le virus de la rage. Elle n'a qu'une vertu purement antispasmodique, anticonvulsive, et non une puissance destructive ou neutralisante. Or, dans l'espèce, cette puissance de destruction ou de neutralisation appartient essentiellement au mercure, comme agent destructeur de tous les parasites animaux, c'est-à-dire, de tous les virus; car les virus, suivant nous, sont tous animés, et ce n'est que par ce caractère vital, qui les distingue des venins et des miasmes, qu'ils se reproduisent et se perpétuent indéfiniment. Cette théorie sera exposée au paragraphe suivant, au sujet du choléra asiatique. Il faut donc, dans le traitement de la rage déclarée, employer à la fois la belladone et le mercure, parce que, nous le répétons, le virus rabique est un virus animé, qu'il faut détruire ou tuer, et non un venin ou un miasme qui se détruit de lui-même dans l'individu qui le reçoit.

Mais où réside le virus lorsque la rage est développée? Il réside seulement dans la salive ou la bave de l'animal, et dans la plaie où il a été déposé. Cela veut dire que le sang n'est point infecté. C'est aujourd'hui l'opinion de tous les médecins. Il y a déjà bientôt un siècle que Nugent, Pouteaux, Le Roux, Baudot, Bouteille, Enaux et Chaussier, avaient professé la même doctrine, qui est fondée sur l'expérience. Dupuytren, Breschet et M. Magendie n'ont pu inoculer la rage en frottant des plaies avec du sang qu'ils tiraient de chiens enragés; ils ont aussi pris du sang de ces derniers, qu'ils ont immédiatement injecté dans les veines d'autres chiens sains, et jamais la rage n'a pu être communiquée. D'ailleurs, c'est un fait à peu près constant, qu'au moment de l'invasion de la rage, la douleur ou le spasme rabique part des cicatrices, qui changent d'aspect, et se porte à la gorge. Suivant Nugent, Pouteau, Le Roux, Baudot, Bouteille, Percival, Enaux, Chaussier, Mease, etc., le virus, n'étant point absorbé, reste dans la plaie, où il agit par la seule impression locale sur les parties avec lesquelles il est mis directement en contact. Par cette théorie de l'irritation locale sur les nerfs, on expliquerait peut-être l'explosion subite de la rage par cause morale, une terreur vive et soudaine produite par quelques paroles imprudemment lâchées, comme on en verra un exemple terrible tout à l'heure. Alors, tous les phénomènes rabiques sympathiques, excités par le virus caché dans les cicatrices, coexisteraient constamment avec une altération profonde de la salive ou du mucus du pharynx et du larynx, déterminée par les spasmes violents de ces organes. On s'appuie, pour prouver que le virus de la rage n'est pas absorbé, sur ce que jamais une glande lymphatique, placée au-dessus de la plaie, ne devient le siége d'un engorgement inflammatoire.

Quoi qu'il en soit, de cette théorie découlent deux conséquences pratiques très-importantes, savoir : 1° qu'on doit toujours rouvrir et cautériser profondément les cicatrices où se trouve le principe de tout le mal ; 2° qu'on est pleinement autorisé, par tous les accidents nerveux sympathiques, tels que convulsions, spasmes, strangulation gutturale, etc., à employer la belladone à haute dose, puisqu'ils sont nerveux et déterminés par une irritation locale, à peu près comme le tétanos est produit par une irritation également locale.

Mais il faut le dire aussi : cette hypothèse de l'effet sympathique n'est pas conforme à notre théorie selon laquelle les virus animés se reproduisent par voie de génération, comme, par exemple, ceux de la variole et de la syphilis. Le virus rabique entre dans le sang, qui le transporte aux glandes salivaires ou aux cryptes muqueux de la bouche, du pharynx, etc. Il ne reste pas dans le sang, qui n'en est que le véhicule, le moyen de migration. Le virus variolique inoculé se comporte de la même manière pour accomplir l'œuvre de sa reproduction vitale.

Il résulte donc de tout ce qui précède, que le virus étant seulement dans la salive ou dans la bave, ou le mucus buccal, pharyngien ou trachéal, et dans la plaie ou dans les cicatrices, il s'ensuit, disons-nous, qu'il faut appliquer le remède directement, faire lés frictions et onctions mercurielles le plus près possible du lieu où est déposé le virus rabique, c'est-à-dire aux glandes parotides et maxillaires, au cou, à la partie antérieure et supérieure de la poitrine, et aux plaies, après leur ustion ou cautérisation préalable. Cette conduite sera au moins plus logique et plus rationnelle que l'ancienne méthode, qui consistait à pratiquer les frictions sur les membres et sur tout le corps. C'est probablement, en partie, au vice patent de cette méthode, qu'il faut attribuer les nombreux insuccès du mercure dans le traitement de la rage, malgré la salivation qui prouvait au moins que la méthode mercurielle avait produit son effet, mais un effet tardif et incapable d'enchaîner la marche fatale d'une maladie qui ne dure ordinairement que deux ou trois jours. On peut y ajouter encore deux autres causes probables de ces insuccès, l'emploi tardif du mercure et sa trop faible dose.

On y joindra, dans tous les cas, les frictions avec l'extrait de belladone.

Tous ceux qui ont traité la rage déclarée par les frictions mercurielles faites aux membres, et non au cou et aux glandes salivaires, sont semblables aux médecins qui voudraient traiter par le mercure une tumeur syphilitique située au cou; ou par l'iode, un goître ou un engorgement lymphatique, ou scrofuleux, ayant également son siége au cou, en faisant les frictions avec les pommades respectives, soit mercurielle, soit iodique, non à la région gutturale, mais seulement aux différents membres. Est-ce que tout le monde, dans ces divers engorgements, ne fera pas instinctivement et irrésistiblement des frictions sur la partie affectée ou au lieu le plus proche? Donc aussi, on doit faire les frictions mercurielles à la gorge, à la base du crâne, et sur les glandes salivaires, enfin, le plus près des organes où réside le virus rabique. Si la salivation mercurielle est nécessaire pour la guérison de la rage, elle arrivera trop tard si on fait les frictions aux membres; elle n'aura lieu que lorsque le malade est sur le point de succomber. C'est de là, probablement, comme nous l'avons déjà dit, que sont venus les nombreux insuccès du mercure.

Pendant que nous traçons ces lignes (13 décembre 1851), nous voyons dans un journal que vingt personnes viennent de succomber à la rage, à Stockholm. Il est probable que, par suite du préjugé général, qui domine autant les médecins que le peuple, on ne leur a fait subir, sauf la cautérisation, aucun traitement spécial, ni mercuriel, ni autre, sous prétexte que c'est parfaitement inutile.

Rien ne contribue tant à faire développer la rage, à la faire croire inguérissable et à la rendre réellement incurable, que cette terreur sidérante imprudemment jetée dans le public. Un homme ayant été mordu par un chien, en voulant l'empêcher de se jeter sur un petit chien dont il était accompagné, et ayant repoussé la cautérisation, éprouva, six semaines après l'accident, un resserrement spasmodique de la gorge, avec une oppression vive et un tressaillement convulsif du diaphragme. Il consulta un chirurgien, qui, voyant dans ses yeux quelque chose de hagard, l'interrogea, avec ménagement toutefois, sur les faits antérieurs; et, comme il voyait que ses questions étaient incomprises, il finit par lui demander s'il n'avait pas été mordu par quelque animal. A cette question, qui était un coup de foudre, le malade s'écria : « *Je suis enragé!* » et tomba aux pieds du médecin, en proie à d'horribles convulsions. Deux jours après, il mourut à l'Hôtel-Dieu de Paris, après des accès de rage et de fureur inouïs. Quel fut le traitement employé? Dupuytren ordonna des saignées et l'opium à dose excessive, sans ombre de soulagement. Selon nous, il aurait fallu commencer par ouvrir la cicatrice de la morsure, cautériser profondément, et pratiquer en même temps des frictions à la gorge et aux glandes salivaires, avec l'onguent mercuriel double (napolitain) et l'extrait de belladone, le tout très-promptement et à très-haute dose. On voit par ce fait, et mille autres consignés dans les *Mémoires de la Société royale de médecine* de la fin du dix-huitième siècle, que le système nerveux joue un très-grand rôle dans le développement et la marche de la rage, et que l'on ne saurait, par conséquent, trop insister sur l'usage de la belladone, à laquelle on pourrait ajouter le musc et le sulfate de quinine à haute dose.

La rage déclarée n'est pas absolument incurable, car il est certain que, pendant la moitié du dernier siècle, on a guéri plus d'une fois la rage commençante et même confirmée : nous allons en citer tout à l'heure quelques faits abrégés.

Il y a moins d'un siècle, la méthode généralement employée en Europe et surtout en France, c'était celle des frictions mercurielles jusqu'à la salivation. On cite un grand nombre de personnes mordues par des animaux enragés, chez lesquelles, à l'aide des vésicatoires appliqués sur la plaie et des frictions mercurielles, on a prévenu le développement de la rage. C'était la pratique de Baudot, dont le mémoire a été couronné par la Société royale de médecine. C'était aussi la méthode de Matthieu. Son mémoire lui a valu aussi une médaille d'or. Celui-ci n'ajoutait aux frictions mercurielles que les sangsues et les purgations.

D'un autre côté, on cite aussi un grand nombre de faits où le mercure a complètement échoué; et c'est aujourd'hui l'opinion générale des médecins, que cet agent thérapeutique est inutile ou inefficace contre la rage, soit comme prophylactique, soit comme curatif. Voilà donc l'expérience contraire à l'expérience. Ce qu'un grand nombre de médecins de la fin du dernier siècle, entre autres Vanswiéten, Sauvages, Dalruc, Du Choisel, Duhaume, Ehrmann, Arrigoni, Baudot, Matthieu, Bonel, Blais, Tissot, de la Brageresse, Bouteille, Lassonne, P. Desault, Daniel Johnson, Mead, Robert James, Lieutaud, Ravelly, Hufeland, Audry, Portal, etc., etc., ont constaté et vérifié par l'observation des faits, est censé non avenu pour la génération médicale qui leur a succédé.

Ce que des corps savants ont regardé comme vrai, il y a près d'un siècle, n'est plus vrai, ni même vraisemblable. Le vrai peut donc n'être pas vraisemblable. Il y a donc expérience et expérience; il y a une expérience fausse, a dit le père de la médecine : *experientia fallax*. L'ancienne expérience s'est formée par l'observation et l'appréciation des faits; la nouvelle s'est faite de la même manière. Pourquoi donc ce désaccord dans le domaine de la science, ou plutôt de l'observation? Deux mots vous l'apprendront.

Quelque grand chirurgien de l'Hôtel-Dieu de Paris traite, par exemple, publiquement et solennellement, devant une nombreuse assistance, et plus ou moins *ex abrupto*, comme il fait ses opérations, il traite, disons-nous, un, deux, trois hydrophobes, par les moyens généraux, les saignées, les sangsues, les bains, l'opium, etc. Au bout de deux ou trois jours, le malade succombe, et tout est dit. A l'autopsie, on ne trouve rien, et la maladie est proclamée incurable par les représentants de la science et de l'art. La parole du maître et le prestige d'un grand nom séduisent l'inexpérience des nombreux élèves, qui, dans peu d'années, formeront la nouvelle génération médicale, qui adoptera à son tour, pour règle invariable de conduite, ce qu'elle a vu et entendu, sans faire attention que ces grands hommes, justement célèbres et profondément instruits comme chirurgiens, ne sauraient l'être autant comme médecins praticiens. Pour ne parler que de ceux qui ne sont plus, nous avons connu à Paris, à l'Hôtel-Dieu, Pelletan et Dupuytren, et, à la Charité, Deschamps et Boyer, et nous croyons pouvoir affirmer que l'érudition médicale et les connaissances en médecine pratique de ces grands chirurgiens n'étaient pas très-étendues, et il ne pouvait guère en être autrement : la haute position de leur spécialité ne le permettait pas. Tout le traitement de l'hydrophobe dont nous avons parlé plus haut, consistait dans l'emploi de la saignée et de l'opium : et c'était pourtant Dupuytren qui en était le médecin.

Autrefois aussi, au dix-huitième siècle, on a vu les célèbres chirurgiens Moreau et Pouteau, à Paris, repousser le mercure comme ceux de notre époque, sans doute à cause des revers qu'ils avaient essuyés dans leurs hôpitaux, où les malades ne se rendent que lorsqu'ils sont à l'extrémité, et lorsqu'ils ont été inutilement traités chez eux. Il n'est donc pas étonnant qu'alors les frictions mercurielles échouent comme tout le reste, et c'est ainsi probablement qu'on a lancé l'anathême contre le mercure, qui, employé en temps opportun, au lieu d'élection et à dose convenable, aurait peut-être pu avoir, au moins dans quelques cas, les mêmes succès qu'on a obtenus autrefois.

Maintenant, nous allons présenter le résumé de quelques faits de rage commençante ou même plus ou moins déclarée et confirmée, guérie par les frictions mercurielles.

Une jeune fille de treize ans, mordue par un

chien enragé, est traitée par les vésicatoires sur les plaies et les frictions mercurielles. Cependant, le cinquante-deuxième jour après sa blessure, perte subite de l'appétit; vue troublée, secousses involontaires aux extrémités inférieures, qui se communiquent aux supérieures; vertiges, chute par terre et violentes convulsions des bras et des jambes, enfin, état épileptiforme. Scarification des cicatrices, large vésicatoire sur la plaie, frictions mercurielles et huileuses, quatre grains de camphre et demi-grain d'opium; saignée. Le troisième jour, les agitations nerveuses sont beaucoup diminuées, et la malade est bientôt complètement guérie. (Baudot.) Le vésicatoire et le mercure paraissent être ici les principaux agents de la guérison. Le camphre et l'opium, administrés à trop faible dose, ne doivent guère entrer en ligne de compte, c'est évident. C'est donc au mercure qu'on peut attribuer les honneurs de la cure.

Un jeune homme d'une vingtaine d'années fut mordu à la lèvre par un chien enragé. Le septième jour, il devient inquiet, rêveur, craintif, éprouve des rêves effrayants pendant lesquels il croit se battre avec des chiens. La blessure se boursouffle, devient rouge, douloureuse et s'enflamme. Sentiment de brasier dans l'estomac, nausées, amertume, soif. Le malade ne peut boire qu'en fermant les yeux, tant il craint l'as-

pect de tout liquide, et il n'avale qu'avec peine;
mal de tête, peau sèche et brûlante; pouls tendu, plein, élevé. Tel était l'état de cet hydrophobe au neuvième jour. Son air égaré et furieux, et son ton brusque, font qu'on n'ose l'approcher pour le saigner. Émétique suivi d'un
bain, dans lequel il ne consent d'entrer qu'après
qu'on lui a couvert la figure. Onctions mercurielles sur la plaie et aux environs. A la deuxième
friction mercurielle, il paraissait hors de danger; mais, le lendemain, les symptômes repri-
rent leur première intensité, avec le refus absolu
de toute boisson pendant tout le jour. On fit une
friction aux reins et à l'épine dorsale, avec trente
grammes d'onguent mercuriel. Le soir, le malade
tomba dans le plus grand accablement : il ne
parlait plus, il soupirait, il sanglotait. Je le
croyais perdu, dit l'auteur de l'observation. Vers
minuit, mieux sensible : salivation. Le malade
ne se plaignait que de n'avoir pas de force et d'a-
voir beaucoup de mal à la bouche. Enfin, il se
rétablit peu à peu et obtint une guérison radicale. L'auteur termine son observation en disant
qu'il avait employé douze onces et demie (trois
cent quatre-vingts grammes) d'onguent mercuriel. (Matthieu.) — Si cette observation paraît in-
complète, et laisse à désirer des symptômes ou
plus graves ou plus nombreux, ou une plus
longue incubation, bien qu'on en cite de plus

courtes encore, on ne peut pourtant se refuser à
y reconnaître un caractère très-grave ou le caractère véritablement rabique. Mais, au reste,
en voici une autre beaucoup plus développée,
et qui offre tous les symptômes de la rage la plus
complète et la plus caractérisée. C'est pourquoi
nous la rapporterons avec presque tous ses détails. Qu'on nous pardonne encore cette longueur
en faveur de l'intérêt de ce fait extrêmement important, parce qu'il a guéri.

Une femme de soixante-quinze ans fut mordue
à la jambe, couverte d'un bas et d'une jupe de
toile, par un chien enragé que l'on poursuivait.
Il n'y eut que l'empreinte d'une dent du chien,
qui existait encore plus d'un mois après. Comme
il n'y avait qu'une contusion, cette femme ne
s'en mit pas en peine, elle ne pensa qu'à raccom-
moder sa jupe déchirée. La couture étant faite,
elle crut devoir la mâcher pour l'aplatir avec ses
dents. Sans le moindre soupçon, elle continua
tranquillement son train de vie ordinaire pendant environ un mois, temps auquel elle devint
inquiète, souffrante, éprouvant des serrements de
cœur et de gosier, avec quelque légère difficulté
d'avaler, et ne dormant que difficilement. Un
jour, en mangeant, elle voulut boire de l'eau et
ne le put : l'aspect de ce liquide lui fit de la peine ;
l'angoisse la saisit, des mouvements convulsifs
survinrent ; elle était quelquefois effrayée ; d'au-

trefois, elle était en colère ou elle délirait.... L'idée de l'eau la faisait frémir et pousser de hauts cris. Elle avait des accès fréquents, dont elle était avertie, et dont elle avertissait ceux qui étaient auprès d'elle, en les priant de la laisser seule, de la défendre du moindre jour, qui lui était insupportable, ajoutant qu'elle craignait de les mordre et de cracher sur eux; et, dans ses paroxysmes, elle se mordait les poings autant qu'elle pouvait. Son curé, appelé par elle pour lui administrer les secours spirituels, entendant la malade, qui était dans un accès violent, n'osa entrer. Matthieu dit ici qu'ayant questionné la malade, elle lui répondit avec tout le bon sens possible et lui raconta exactement ce qu'elle éprouvait, à l'exception de son horreur pour l'eau. Il lui demanda si elle n'était pas altérée; elle réfléchit, et, d'une voix tremblante, lui dit qu'oui; il l'exhorta à boire; elle lui demanda en grâce de ne pas lui en parler. A son insu, on lui apporta un verre d'eau, dont l'aspect la fit entrer dans une violente convulsion. Mais laissons l'auteur raconter lui-même cette lamentable histoire. « Elle poussa les plus grands cris, l'écume lui vint à la bouche; elle me menaça, et fit des mouvements pour se jeter sur moi; je laissai tomber de l'eau sur elle, et me retirai à une certaine distance, d'où je pus l'observer sans danger; les convulsions et les cris redoublèrent.... Elle me dit qu'elle souffrait plus qu'il n'était possible de le dire; qu'elle voyait bien qu'elle était enragée; que, par conséquent, elle ne pouvait pas en revenir, et que, pour abréger ses souffrances, elle me priait de lui donner le même remède qu'on avait fait prendre, il y avait quinze ans, à un de ses voisins, lequel remède l'avait tué en moins d'une heure. » Ici, pendant que la malade demandait un remède pour abréger ses souffrances par la mort, l'auteur lui présenta un miroir qui renouvela la scène que la vue de l'eau avait déjà produite. L'auteur continue sa narration. « ..... Je me décidai à lui faire donner de fortes frictions mercurielles; mais qui trouver pour les faire? On n'osait approcher de son lit. Je lui proposai de les faire elle-même.... Et, en conséquence, lui ayant donné un once d'onguent mercuriel au tiers, elle s'en frotta généralement tout le corps, et aussi longtemps qu'elle put. Toute cette journée fut très-mauvaise; mais la nuit fut un peu plus calme, toujours avec la même horreur de l'eau... Les symptômes étaient un peu diminués; elle employa une égale dose d'onguent, et de la même manière que la veille. Ce jour fut encore un peu plus tranquille; mais le lendemain, quatrième jour de l'apparition de la rage, les accidents furent si violents, que les voisins, au nombre d'une vingtaine, s'étaient assemblés et délibéraient s'il fallait tuer cette pauvre femme.

Heureusement pour cette malheureuse, j'arrivai en ce moment, et représentai avec force qu'elle n'était pas, selon moi, tout à fait désespérée, et qu'on n'avait pas à craindre qu'elle fît aucun mal, puisqu'elle annonçait les moments où elle pourrait en faire…, et, qu'enfin, s'ils s'avisaient d'attenter à sa vie, je les dénoncerais moi-même à la justice… Réfléchissant, cependant, sur l'état affreux de la malade, je désespérais de la guérir. Je me résolus pourtant à continuer l'usage du mercure, mais à plus haute dose, et, en conséquence, il fut employé, ce jour, deux onces d'onguent de la même manière, c'est-à-dire, indistinctement sur tout le corps…. Tout ce jour fut très-fâcheux, puisqu'il n'y avait qu'environ une heure d'intervalle d'un paroxysme à l'autre… Le mercure, qui, jusqu'à ce moment, n'avait pas paru agir, avait porté à la bouche et faisait cracher abondamment. Dans la nuit, une diarrhée abondante et des plus fétides parut; le ptyalisme et tous les symptômes de la rage diminuaient à mesure que les évacuations augmentaient. Le cinquième, au matin, je trouvai la malade beaucoup mieux, mais dans un état de faiblesse tel, qu'à peine elle pouvait parler. De tous les symptômes de la rage, elle ne conservait que l'horreur de l'eau et autres liquides. » Bref, peu à peu cette hydrophobie s'est passée, la malade a pu avaler quelque chose de solide, et, insensiblement, elle a recouvré sa première santé.

Voilà, certes, un cas de rage parfaitement caractérisée, confirmée, et guérie par le mercure. Nous pensons que la guérison eût été plus prompte encore si l'on avait fait les frictions mercurielles au cou et aux glandes salivaires, et surtout si, en même temps, on avait employé les frictions avec l'extrait ou la teinture de belladone.

S'il est impossible de nier le caractère rabique de ce fait, on objectera peut-être qu'il n'est pas absolument prouvé que le chien qui a mordu cette femme était véritablement enragé; et, en admettant qu'il le fût, on objectera encore qu'il ne paraît pas, par l'exposé, que la bave du chien ait été mise en contact avec la peau privée d'épiderme, c'est-à-dire, avec le sang, mais seulement avec la muqueuse buccale. Cependant, deux grandes autorités, Enaux et Chaussier, affirment qu'ils ont vu un homme attaqué de la rage, pour avoir reçu sur la lèvre de la bave d'un chien enragé. « Ce fait, dit le *Dictionnaire des sciences médicales,* rapproché des quatre autres faits analogues que nous avons rapportés plus haut, notamment de celui de Percival, et dans lesquels c'est toujours la bave d'un chien enragé, en contact avec les lèvres, qui aurait communiqué la rage, rend très-probable que cette maladie puisse

être transmise par les surfaces muqueuses. »
(T. 47.) Indépendamment de cette voie de trans-
mission du virus, on peut croire que la morsure
de la jambe en a été une autre au moins très-
probable. Au reste, a-t-on jamais vu des mor-
sures de chien non enragé suivies d'un si formi-
dable appareil de symptômes nerveux ? — Quelques pages plus loin, Matthieu ajoute : « On
trouve trois faits analogues dans le *Journal de
Genève*, où tous les symptômes de la rage, por-
tés au comble, furent guéris par le moyen du
mercure, employé de même à la plus haute
dose. » — Quant à la salivation, Matthieu affirme
qu'il n'a vu céder les symptômes de la rage déclarée et confirmée, que lorsque cette évacuation est survenue par l'effet du mercure. — Ehrmann veut qu'on provoque le plus tôt possible la
salivation dans la rage déclarée ; il fait des vœux
pour que le mercure soit toujours la base du
traitement de la rage, et pour que la méthode
des frictions soit répandue et divulguée partout ;
l'humanité, ajoute-t-il, semble le demander, et,
par ce moyen, on sauvera bien des malheureux.

Pour résumer et conclure, nous pensons que
la meilleure méthode de traiter la rage déclarée
et confirmée, doit consister dans l'emploi simultané de la belladone et du mercure. L'ancienne
expérience, c'est-à-dire, celle de la dernière moitié du dernier siècle, vient puissamment appuyer

notre opinion. C'est, en effet, pendant à peu près ce demi-siècle, qu'on a le plus employé contre la rage le mercure et la belladone. Le premier doit être employé à l'intérieur, s'il est possible, sous forme de calomel, et surtout, à l'extérieur, en frictions aux glandes salivaires, au cou et à la partie supérieure et antérieure de la poitrine. L'emploi du mercure est d'ailleurs, aujourd'hui, appuyé et justifié par la nouvelle théorie des virus. — En même temps, on aura recours à des frictions d'extrait et à celles de teinture de belladone, aux régions gutturale et salivaire, comme pour le mercure. On donnera également l'extrait de belladone à l'intérieur, autant que l'on pourra. La belladone est ici essentiellement administrée contre la strangulation hydrophobique et contre les horribles convulsions qui tuent les malades, en épuisant toute leur puissance nerveuse.

Voilà la méthode que nous sommes bien résolu d'employer, si jamais il nous arrive d'avoir à traiter la rage, soit commençante, soit confirmée.

§ XVII.

CHOLÉRA ASIATIQUE.

Indépendamment de l'emploi de tous les moyens de caléfaction, ou plutôt de calorifaction, qui est le résultat du rétablissement de la circulation, nous proposons, comme moyen principal, la belladone unie au mercure.

On devine aisément sans doute dans quel but nous proposons la belladone : c'est pour combattre ces intolérables crampes qui deviennent à la fin un tourment affreux pour les malades. On la donnera à l'intérieur et à l'extérieur, et toujours à haute dose. On insistera surtout sur l'emploi des frictions faites avec la teinture de belladone sur toute l'épine dorsale et particulièrement sur les membres affectés de crampes ou de contractions douloureuses spasmodiques ou tétaniques. C'est, comme nous l'avons déjà vu, un des meilleurs moyens pour combattre le tétanos.

Mais la belladone seule ne constitue pas ici un remède radical, parce que sa puissance thérapeutique, quoique d'une grande valeur, n'exerce pas une action directe et destructive sur la cause prochaine et immédiate du choléra, c'est-à-dire, sur le virus *animé*, qui constitue son caractère épidémique et contagieux.

Avant d'aller plus loin, il est nécessaire d'exposer ici, le plus brièvement possible, la nouvelle théorie des virus. Cette petite digression de quelques pages est devenue absolument indispensable pour l'intelligence du traitement du choléra et de la rage. Voici donc sur quoi repose la méthode de l'emploi du mercure dans le traitement de ces deux maladies, qui font le désespoir de la médecine.

Le choléra, ou le typhus d'Asie, ne nous est venu que depuis que les Russes ont communiqué avec l'Inde par terre. Depuis environ trois siècles que l'Europe a des relations commerciales avec l'Asie, *par mer,* jamais ce fléau n'avait pu traverser l'Océan. Les équipages des navires européens ont souvent été atteints du choléra, soit sur les bords du Gange, soit sur mer; et là, il ne les a quittés qu'après avoir épuisé sur eux toute sa première activité; le *virus* cholérique s'est donc éteint sur mer faute de nouveaux sujets au milieu desquels il eût pu se nourrir et se reproduire. On doit croire que, si la matière virulente animée du choléra s'attache, comme la peste, aux marchandises et aux matières inanimées, elle ne peut y rester virtuellement vivante, pendant quatre ou cinq mois, ce qui est le temps que met ordinairement un navire pour se rendre de l'Inde en Europe. — Dans les deux voyages que le choléra a faits en Europe, il a toujours suivi la ligne de communication des armées russes, et on l'a vu marcher d'étape en étape, suivant les lignes habitées, jusqu'à Moscou, pour se répandre de là sur le reste de l'Europe. Il s'est arrêté d'abord dans les cités où se fait le plus grand commerce et où se porte le plus grand nombre de voyageurs, dans les villes anséatiques, Berlin, Londres, Paris, Bordeaux, Madrid, etc.

Le choléra est donc l'effet d'un virus, et, par conséquent, il est contagieux. On aurait donc dû chercher à l'arrêter dans sa marche, au moins à sa seconde invasion ; on devrait le faire à l'avenir, puisque peut-être on le peut, en rompant toute communication avec l'Inde. (1)

Nous venons de dire que le choléra est le résultat d'un virus et que, par conséquent, il est contagieux : c'est ce que nous allons tâcher de prouver.

Il est certain qu'il est des épidémies qui attaquent les plantes. Ces maladies épidémiques, ou, si l'on veut, *épiphytiques*, sont produites par des myriades d'animalcules parasites, qui attaquent les végétaux pour s'en nourrir et pour s'y régénérer. Ne peut-il pas en être de même à l'égard des animaux et même chez l'homme? Sans doute, et voilà tout de suite que la gale se présente avec son ciron. Les divers virus visibles que nous connaissons, tels que ceux de la variole, de la vaccine, de la syphilis, de la rage, etc., produisent toujours, quant au fond, les mêmes

______

(1) Le choléra asiatique, dit Hufeland, *se propage par contagion et par reproduction miasmatique et progressive. (Manuel de médecine pratique*, p. 106.)

effets, à l'instar de leurs congénères, les animalcules parasites, qui attaquent les végétaux; il
faut donc que les matières virulentes aient un
principe de vie, puisqu'elles agissent comme les
animalcules parasites; car il n'y a que les êtres
animés qui puissent se nourrir et se régénérer
toujours de la même manière. On peut donc dire
que tous les virus, visibles ou invisibles, sont de
la matière animée et parasite, qui diffère essentiellement des poisons, des venins et des miasmes. Ces trois derniers se décomposent en agis-
sant, perdent toute leur activité, ne sortent pas
des corps dans lesquels ils sont entrés, et ne peuvent se régénérer dans d'autres corps ni *voyager*. Ainsi, ils s'usent dans l'individu qu'ils ont
infecté, et meurent sans postérité, c'est-à-dire,
sans donner naissance à d'autres produits semblables à eux. De là, l'*incontagionabilité* des
fièvres intermittentes produites par les miasmes
paludéens inanimés. Nous entendons parler ici
de tous les poisons minéraux et végétaux, et des
venins animaux, comme des qualités naturelles
et chimiques des êtres : par exemple, les venins
des crotales, de la vipère, etc.; les poisons des
végétaux, du mancelinier, des upas, etc.; des
poisons minéraux, composés chimiques, et, enfin, des miasmes ou exhalaisons qui se dégagent
des marais, etc. Les effets de tous ces agents
toxiques ne peuvent jamais se reproduire sur

d'autres corps; ils ne sont donc pas contagieux ni *voyageurs*.

La matière animée, visible ou invisible, se fait toujours remarquer par trois caractères essentiels et indélébiles : la contagion, l'incubation et la multiplication. Toutes les causes des maladies qui offriront ces trois qualités sont des virus, et, par conséquent, ces mêmes maladies seront contagieuses.

Les principales maladies virulentes sont les suivantes : la gale, la syphilis, la rage, la variole, la vaccine, la rougeole, la scarlatine, la teigne, la suette, la pustule maligne, la lèpre, la pellagre, le typhus d'Europe, le typhus d'Amérique ou la fièvre jaune, le typhus d'Orient ou la peste, et le typhus d'Asie ou le choléra, etc. Peut-être pourrait-on y ajouter la fièvre typhoïde, alors qu'elle règne épidémiquement *dans les départements*. Comme les fièvres éruptives, elle paraît, dit-on, n'attaquer qu'une fois dans la vie.

Toutes ces maladies cosmopolites et *voyageuses* sont donc dues à un virus, et sont, par conséquent, contagieuses. Cette seule faculté de *voyager*, dans une maladie, est suffisante pour établir sa contagionabilité, ou son caractère contagieux. Enfin, tous les virus, en tant que *matière animée*, obéissent à une loi générale de la nature, en vertu de laquelle chaque être vivant fournit, même aux dépens de son existence, à d'autres êtres, tous les éléments de leur développement et de leur génération. Voyez les *Études sur les virus*, par M. le docteur Hameau. Ce savant a le premier fait connaître, il y a déjà bien des années, l'existence de la pellagre de France. Il attribue cette maladie à un virus animé invisible et persistant. Ce travail de M. Hameau sur le virus est très-remarquable. Voyez aussi la *Revue médicale* (1849). Voyez enfin notre *Essai analytique et synthétique sur la doctrine des éléments morbides*.

Déjà, en 1813, Nacquart avait écrit, dans le grand *Dictionnaire des sciences médicales*, ces paroles remarquables : « Cette base de toute contagion, ce principe, ce germe, nous l'appelons *virus*, et nous disons qu'il est contagieux. Ce qui a lieu pour une seule maladie contagieuse, nous sommes forcés de l'admettre pour les autres contagions, quelles qu'elles soient, par la raison que des phénomènes semblables supposent nécessairement une cause identique. Nous ne craignons donc plus d'avouer que toute contagion est due à un virus. »

Maintenant, venons à l'application des principes ou de la théorie que nous venons d'exposer. Puisque les virus sont animés, ils vivent, et, par conséquent, ils peuvent être tués. Or, qu'est-ce qui tue tous les insectes ou animalcules parasites, depuis le ciron ou le sarcopte de la gale,

qui est le géant de toute la famille des virus?
C'est, particulièrement, le mercure. Il tue tous
les parasites visibles, tels que ceux de la gale, de
la syphilis, de la petite vérole, de la rage, etc.

Il y a longtemps que l'on a remarqué que les
ouvriers qui, dans leur profession, employaient
du mercure, étaient exempts de certaines maladies contagieuses. On a également observé que
les vénériens qui usaient de mercure étaient
moins aptes à contracter d'autres maladies virulentes. « Dans certaines fabriques, où l'on manie
le charbon animal, le soufre ou le mercure, le
choléra ne s'est point montré. La ville d'Idra,
voisine d'une mine de mercure, a été préservée,
aussi bien que quelques personnes soumises au
traitement mercuriel. Tout cela fut attribué aux
propriétés insecticides des différentes vapeurs
émanées de ces substances ». (Dalmas. *Dict. de
méd.*) Mais voici un fait bien plus remarquable
encore. Les trois hôpitaux de Paris affectés plus
particulièrement aux vénériens, savoir : l'hôpital du Midi, l'hôpital de Lourcine, et la prison
de Saint-Lazare, ont été plus ou moins préservés
du choléra. L'immunité de l'hôpital du Midi,
c'est-à-dire, de l'hôpital principal des vénériens,
avait déjà été constatée en 1832. Il ne mourut
alors dans cet hôpital que des cholériques qui
provenaient du trop-plein des autres hôpitaux;
mais aucun vénérien usant de mercure n'y de-

vint cholérique. Les vénériens du Val-de-Grâce ont aussi été préservés du choléra. M. Ricord, dans sa nombreuse clientèle de vénériens en ville, n'a eu aucun cholérique. M. Vidal, qui fournit ces détails, affirme la même chose. Ajoutez à cela les succès nombreux que les préparations mercurielles ont déjà obtenus contre le choléra. De là l'emploi du calomel à haute dose en Angleterre, en Russie, en Allemagne; de là aussi les succès obtenus par M. Serres à l'aide de frictions mercurielles et du sulfure noir de mercure, non plus seulement contre la fièvre typhoïde, mais contre le typhus d'Asie, ou le choléra épidémique et contagieux.

Nous lisons, dans le numéro de juin 1849 du *Journal des connaissances médico-chirurgicales*, le passage suivant :

« La communication de M. Vidal (de Cassis), relativement à la vertu prophylactique du mercure contre le choléra, a provoqué une vive adhésion de la part de M. Robert, ancien médecin du lazaret de Marseille. Cet honorable médecin a observé une semblable immunité chez les vénériens de cette ville, dans l'épidémie de 1835. Quant aux propriétés curatives du mercure, il les croit suffisamment prouvées par dix-huit observations où les frictions mercurielles ont procuré une guérison radicale presque instantanée. Ces frictions doivent être faites au bas-ventre et aux mollets, avec une dose d'onguent mercuriel qui ne soit pas moindre que de trente grammes à la fois. Une friction avec huit grammes ne suspend les crampes que momentanément. M. Robert, tout en mentionnant dix-huit succès, ne donne les détails que de deux observations, de la lecture desquelles il résulte pour nous, que le seul effet bien évident de ces frictions, c'est la cessation des crampes. M. Robert s'appuie sur l'autorité du docteur Carbonel, médecin de l'hôpital d'Aix, qui mentionne également seize succès obtenus en vingt-quatre heures, de la combinaison de deux méthodes, l'opium brut à l'intérieur et les frictions mercurielles. Il a porté la dose de ces dernières à quatre et même à six onces, en quelques heures. M. Carbonel ajoute qu'il ne prétend pas établir que tous les cholériques frictionnés avec l'onguent napolitain ont guéri; mais les crampes ont toujours cédé, et même assez promptement, lorsqu'elles ont été attaquées avec vigueur.

« Il ne faut pas cependant oublier que le simple massage, que les frictions seules suffisent bien souvent pour calmer les crampes, et l'on doit tenir compte de cette remarque comme de celle qui va suivre, pour bien apprécier l'action du mercure sur les crampes.

« Quant aux effets du mercure sur le choléra même, nous avons déjà, dans le numéro d'avril

1848, rapporté, d'après le docteur Godlewski, de la Dordogne, un cas de guérison à l'aide de frictions mercurielles. Le malade était dans la période algide et asphyxique.

« Ces frictions mercurielles font partie du traitement de M. Serres. Elles sont employées aussi dans plusieurs hôpitaux. En ville, plusieurs de nos confrères s'en sont parfaitement trouvés; quelques-uns même leur attribuent les succès qu'ils obtiennent. Ils affirment, au moins, que depuis qu'ils se servent de ce moyen, ils sauvent des malades plus gravement atteints que ceux qui succombaient autrefois. »

Maintenant, si l'on nous demande si le choléra asiatique est véritablement contagieux, nous répondrons affirmativement, et nous dirons qu'il l'est, et comme typhus, et comme produit de l'action d'un virus ou d'une matière animée. Il est contagieux à ce double titre, comme le typhus d'Europe, ni plus, ni moins. Sans doute on traite et on touche les cholériques le plus souvent impunément, comme on touche les typhiques. Combien de malades atteints du typhus le plus contagieux n'avons-nous pas touchés, combien de temps n'avons-nous pas passé au milieu d'eux, sans avoir jamais contracté le typhus? Cependant, bien des médecins ont été atteints du typhus, comme bien d'autres ont aussi été attaqués par le choléra. D'ailleurs, on a vu plus haut le mode de développement et d'importation du choléra en Europe. S'il n'était pas contagieux, à la manière du typhus d'Europe et de la fièvre jaune (nous ne disons pas la peste), il n'aurait pu venir jusqu'à nous.

Pendant la dernière invasion du choléra de 1849, par mesure prophylactique, nous avons fait pratiquer à environ quatre-vingts personnes des frictions mercurielles, dans le but d'imprégner, de longue main, la masse du sang, d'une certaine émanation ou vapeur mercurielle, qui le rende répulsif ou destructif de la matière animée du choléra, comme on rend le sang antipathique à la variole par son imprégnation vaccinale. Voici donc notre méthode ordinaire.

Lorsque l'épidémie est encore à une certaine distance de la localité que l'on habite, nous conseillons de faire, tous les soirs en se couchant, une friction légère dans le creux de l'aisselle, avec gros comme une noisette (quatre grammes) d'onguent gris (onguent mercuriel simple, ou avec un huitième de mercure seulement). Le lendemain, on fait l'onction dans l'autre aisselle, et ainsi de suite alternativement. On doit être exact à ne pas omettre, un seul jour, cette petite et facile opération. On augmentera la dose de l'onguent, dès qu'on sera immédiatement placé sous l'influence cholérique. On pourra employer alors l'onguent napolitain à la même dose et de la même manière.

D'après tout ce que nous venons de dire sur le mercure, nous sommes naturellement conduit à l'employer dans toutes les périodes du choléra, à l'imitation des Anglais, des Russes, des Allemands et de M. Serres. Nous le proposons donc sous la forme du calomel à haute dose; des frictions mercurielles avec l'onguent napolitain, plus la belladone à l'intérieur et surtout à l'extérieur, sur les membres affectés de crampes ou sur d'autres parties en proie à des spasmes douloureux. On emploiera, à cet effet, la teinture ou la pommade de belladone.

Suivant M. Thielmann, médecin en chef de l'hôpital Saint-Pierre et Saint-Paul, à Saint-Pétersbourg, lorsque le choléra est complètement développé, rien n'est plus efficace pour arrêter le vomissement, que le calomel à la dose de dix centigrammes, avec cinquante centigrammes de gomme arabique, pris dans de l'eau glacée toutes les demi-heures, jusqu'à rémission du vomissement. Après quoi, on continue encore pendant quelque temps le calomel à demi-dose, c'est-à-dire, à cinq centigrammes à chaque demi-heure, délayé dans l'eau très-froide, ou mieux, s'il est possible, avec de la glace. Le calomel, administré dans ces conditions, ajoute le docteur Thielmann, paraît arrêter instantanément la sécrétion vicieuse de la sérosité du sang; alors le pouls et la chaleur se relèvent, et le malade se rétablit facilement et promptement. (1848.)

Nous proposons d'ajouter au calomel l'extrait de belladone, sous la formule suivante :

R. Calomel à la vapeur, 4 grammes.
  Extrait de belladone, 20 centigrammes.
  Gomme adrag., *q. s.* pour 48 pilules, une toutes les demi-heures.

Ainsi, pour résumer et conclure ce paragraphe, nous pensons qu'indépendamment de tous les moyens réactionnaires propres à ranimer la circulation et la calorification, tels que les stimulants diffusibles, l'ipéca, les sangsues, les topiques excitants et caléfactifs, etc., les deux remèdes principaux, pour ne pas dire essentiels, sont, pour nous, la belladone et le mercure.

§ XVIII.

LA BELLADONE, COMME MOYEN PRÉSERVATIF DE LA SCARLATINE.

D'où est venue cette idée, en apparence si étrange, si singulière, d'employer la belladone comme moyen prophylactique de la scarlatine? De la grande loi homœopathique, *la loi des sem-*

blables. C'est à Hahnemann que l'on doit cette découverte. *Cuique suum.*

On sait que l'usage de la belladone détermine quelquefois des éruptions scarlatiniformes chez les enfants et même quelquefois, mais très-rarement, chez les adultes, et seulement dans le cas d'empoisonnement, comme nous l'avons vu au chapitre Ier, en parlant de la toxicologie de la belladone. De là donc la méthode prophylactique. Depuis Hahnemann, un grand nombre de médecins y ont eu recours, entre autres, Hufeland, Wagner, Velsen, Berndt, Hilschenbach, Schenk, Rhodius, Masius, Gumpert, Muhrbeck, Behr, Cumper, Dusterberg, Kunstman, etc., etc.

Voici ce que dit Hufeland : "Je connais un endroit où, pendant une épidémie de scarlatine des plus fortes, on a essayé le préservatif d'Hahnemann, et où tous ceux qui en ont fait usage ont été garantis de la maladie. Cet objet est digne de la plus grande attention et mérite qu'on le soumette à des expériences suivies; car, se laisser prévenir contre ce moyen par l'extrême petitesse de la dose, ce serait oublier qu'il est ici question d'un effet dynamique, c'est-à-dire, d'un effet sur le vivant, et qu'on ne peut apprécier ni par livres ni par grains. Quel est celui qui a pu déterminer pondérativement l'atome ou bien la quantité d'un virus nécessaire pour produire un effet quelconque?... Étendre une substance, est-ce donc constamment l'affaiblir? (*Journal d'Hufeland,* traduit par Marc.) Nous frisons ici l'homœopathie. Hufeland, quoique moins explicite dans son *Manuel de médecine pratique,* y confirme néanmoins ce qu'il a avancé ailleurs. Voici ses paroles : « Pour prévenir la scarlatine, on a, d'après les conseils de Hahnemann, employé la belladone à très-petite dose, et l'expérience a constaté l'utilité de ce moyen dans le plus grand nombre de cas ».

Muhrbeck affirme avoir employé la belladone comme moyen préservatif de la scarlatine, depuis sept ans, avec un succès constant.

Schenk, sur cinq cent vingt-cinq sujets soumis à la belladone, assure n'en avoir eu que trois d'atteints de scarlatine.

Cumper, sur quatre-vingt-quatre, n'en a eu que deux.

Berndt, sur cent quatre-vingt-quinze, en a eu quatorze. Aucun n'a été gravement malade, et nul n'avait fait usage du préservatif au-delà de six jours.

Behr, sur quarante-sept, en a eu six.

Velsen, sur deux cent quarante-sept, en a eu treize, savoir : quatre enfants qui avaient usé du remède pendant plusieurs semaines, mais sans régularité; un enfant qui l'avait pris régulièrement pendant quatorze jours; un autre pendant huit; et sept qui n'en avaient pris que pendant quarante-huit heures. Il rapporte l'histoire d'un père de quatre enfants, qui, ayant visité pendant quelques instants seulement un ami atteint de scarlatine, fut pris, quelques jours après, de cette maladie à un haut degré. Sa femme et ses quatre jeunes enfants, faisant usage de belladone, furent tous exempts de la scarlatine, bien qu'ils vécussent avec le malade jour et nuit, dans une chambre petite et mal aérée.

Dusterberg a employé la belladone avec un succès tel, pendant trois épidémies consécutives, qu'il regarde l'héroïque solanée comme un remède préservatif aussi efficace contre la scarlatine que la vaccine l'est contre la variole.

Il a fait une expérience bien propre à prouver l'efficacité du préservatif. Au milieu d'une épidémie des plus fortes, il a choisi, dans chaque famille soumise au traitement, un enfant qui n'a point pris de belladone. Eh bien! tous les enfants ainsi exceptés ont été atteints de la maladie.

Speum a employé le préservatif pendant une épidémie, et dès lors la scarlatine ne s'est plus propagée.

Ettmuller dit qu'il a donné à des enfants, qui déjà commençaient à offrir des signes d'infection, un demi-grain de poudre de racine de belladone, et que la maladie a avorté chez tous.

Gumpert assure que la vertu prophylactique de l'extrait de belladone lui a été démontré par les effets qu'il a produits dans plus de vingt familles.

Le docteur Màrtin Lauzer fait, au sujet de la belladone, proposée par les médecins allemands comme préservatif de la scarlatine, cette remarque judicieuse : « Beaucoup de médecins allemands ont regardé la belladone comme un préservatif de la scarlatine. Hufeland partageait cette croyance. La plupart des auteurs français n'y ont vu qu'un rêve allemand. Entre les uns et les autres, notre choix n'est pas douteux : nous aimons mieux croire avec ceux qui ont vu, que nier avec ceux qui n'ont pas même daigné répéter les expériences. Bien des faits, du reste, semblent confirmer l'opinion des médecins allemands : Hufeland a recueilli treize rapports favorables à l'action préservatrice de la belladone. M. Iberslisle, à Metz, a vu douze enfants préservés de la scarlatine par la belladone, qui en attaqua deux cent six, au milieu desquels ils vivaient.... Le docteur Wagner, par suite des recherches sur l'ensemble des épidémies où on a administré la belladone, comparées à celles où on ne l'a pas employée, est arrivé à connaître que l'on perd tout au plus 1 enfant sur 16 dans les premières, et 1 sur 3 dans les dernières. En Allemagne, des villages entiers, moins sceptiques que nos auteurs français, se préservent de la scarlatine en prenant la belladone, lorsqu'ils savent que cette maladie existe dans un village voisin. »

De ce passage et de tout ce qui précède, il ne faut pas conclure que tous les médecins français n'aient point employé la belladone pour prévenir la scarlatine. Nous en citerons plusieurs qui y ont eu recours avec un plein succès.

Le docteur Féron s'exprime ainsi au sujet de la méthode préservative : « .... Le bruit de ces succès se répandit bientôt dans les communes voisines.... où l'épidémie régnait encore : tous les enfants furent mis à l'usage de la belladone. Depuis cette époque, nul nouveau cas ne s'est présenté.... Nous sommes convaincu que c'est à l'emploi de la belladone que nous devons la disparition d'une épidémie qui, avant notre présence dans cette contrée, faisait de nombreuses victimes; l'épidémie était loin d'être alors sur son déclin, au contraire, elle continuait sa marche envahissante; de nombreux malades étaient encore alités. »

On lit dans le *Bulletin de thérapeutique* (juillet 1837) : M. E., capitaine du génie, était arrivé à Paris avec sa femme et deux enfants en bas âge; il logeait chez son frère, ayant, lui aussi, trois enfants, l'un de onze ans, l'autre de huit ans, et le troisième de six ans. L'aîné de ceux-ci était en pension. La bonne des enfants du capitaine, âgée de dix-neuf ans, fut prise de la scarlatine et la communiqua au plus jeune enfant, âgé de deux ans. La sœur, âgée de quatre ans, ainsi que la mère, qui ne quittaient point l'appartement, furent immédiatement soumises à la belladone. Il en fut de même des deux enfants du frère, qui continuèrent à avoir des relations avec le petit malade atteint de scarlatine. Aucun de ceux qui ont pris la belladone n'ont eu la maladie, et elle a été gagnée par l'enfant de onze ans, qui était sorti de sa pension pour venir passer deux jours chez ses parents ; celui-ci n'avait point pris la belladone. Il est difficile de ne pas reconnaître ici l'effet préservatif de cette plante... Dans cette épidémie, dit le docteur Méglin, j'ai eu l'occasion d'observer et de constater la vertu préservatrice de la belladone contre la scarlatine.... Tous les sujets, sans exception, à qui j'ai pu faire prendre le remède avant l'invasion de cette maladie éruptive, en ont été préservés. Souvent, je donnais la racine de belladone en poudre avec du sucre, comme je la prescris dans la coqueluche; mais, communément, je l'employais selon la méthode de Berndt. Cette méthode sera exposée tout à l'heure.

Le docteur Stiévenart, de Valenciennes, parle d'une épidémie de scarlatine qui, de 1840 à 1841, ravageait plusieurs villages voisins de Valenciennes.

Dans deux de ces villages, dit-il, Saulin et

Cargies, d'une population de huit à neuf cents âmes, sur 96 individus atteints de scarlatine, 30 avaient succombé. Alors, sur 250 personnes de l'un des villages, 200 prirent de la belladone et furent toutes préservées de la contagion; tandis que, sur les 50 qui n'en prirent point, 14 eurent la scarlatine et 4 en périrent. A Cargies, M. Stiévenart administra la belladone aux enfants de l'école communale, en leur permettant de se rendre aux leçons et de communiquer avec les autres personnes du village. Tous les enfants qui furent soumis à l'usage de la belladone évitèrent la scarlatine, et quelques-uns de ceux qui ne voulurent pas en prendre n'échappèrent pas à l'épidémie. Voici le mode d'emploi qu'a suivi M. Stiévenart. Faites dissoudre quinze centigrammes d'extrait de belladone récemment préparé dans trente grammes d'eau de canelle, et ajoutez-y deux grammes d'alcool rectifié. On donne, matin et soir, autant de gouttes de cette mixture sur du sucre ou dans un peu d'eau, que l'enfant a d'années d'âge, en ne dépassant pas cependant douze ou quinze gouttes. — Presque aucun sujet n'éprouve d'effet sensible ou apparent de l'administration du remède. Ce n'est que dans des cas très-rares qu'on a noté de la céphalalgie, de la dilatation des pupilles, et une petite éruption à la peau. L'usage de ce préservatif doit être continué trois semaines ou un mois : pour se croire à l'abri de la contagion, il faut être au moins sous son influence depuis une semaine.

Le docteur Biett a vu régner épidémiquement la scarlatine dans une haute vallée de la Suisse, et respecter, presque sans aucune exception, tous les enfants à qui on avait donné la belladone. On ne devrait donc pas hésiter à y avoir recours, soit dans une pension, soit dans un village, etc., toutes les fois que la scarlatine semble vouloir devenir épidémique.

Malgré ces beaux et nombreux succès, on a prétendu que les effets préservatifs de la belladone étaient absolument nuls et fabuleux.

Le docteur Debourge, dans une épidémie de scarlatine, fit préparer une solution d'extrait de belladone, et il la distribua à un assez grand nombre de familles. Plus de quarante enfants, d'âge et de sexe différents, en firent usage, aux doses prescrites dans ces circonstances, et, comme beaucoup d'entre eux ne s'en trouvèrent pas moins affectés de scarlatine, il doubla, tripla même chez les autres la dose du médicament, et il ne fut pas assez heureux pour en soustraire un seul à l'épidémie.

Cette observation, évidemment, manque de détails. La solution était-elle bien préparée? Les enfants l'ont-ils réellement prise? Il en était peut-être de cet extrait comme de celui dont nous avons parlé plus haut, au paragraphe I de ce chapitre, qui ne produisait absolument aucun effet dans tous les cas où il fut administré. Il fut remplacé par un extrait récent et bien préparé, qui produisit aussitôt tous les bons effets ordinaires. Rien, d'ailleurs, de plus ordinaire que de rencontrer l'extrait et la poudre de belladone mauvais ou altérés par vétusté. Depuis quelques jours, nous avons reçu d'un de nos élèves, actuellement à Paris, une lettre où il nous mande ce qui suit : « La belladone, qui, suivant vous, constitue, après l'opium et le quinquina, le médicament le plus précieux du règne végétal, n'est, pour ainsi dire, jamais employée dans nos salles; je dirai plus, on ne la connaît pas. Car, lui accorder une seule propriété, et encore la plus vulgaire et la plus grossière, celle de dilater la pupille, est-ce réellement la connaître? Assurément, non. Mais on va plus loin : on lui conteste même cette propriété, ou bien elle la possède à un degré si faible, qu'on ne doit pas s'en occuper, puisque, suivant les propres paroles de notre chirurgien (professeur de la Faculté), il faut quelquefois instiller jusqu'à *trente fois* de la solution belladonée dans l'œil d'un malade, avant de produire la dilatation de la pupille. » Voilà une bribe de l'enseignement officiel.

Nous terminons ce paragraphe et tout ce chapitre en appelant l'attention des praticiens sur un moyen simple et inoffensif qui, pendant des épidémies meurtrières, peut rendre les plus éminents services.

Venez, expérimentez, ne soyez pas si incrédules; l'incrédulité ici ne profite à personne. Pour nous, au reste, comme nous l'avons déjà dit, nous aimons mieux croire avec ceux qui ont vu, que nier avec ceux qui n'ont pas vu ni voulu voir.

CHAPITRE III.

SECTION PREMIÈRE.

PRÉPARATION PHARMACEUTIQUE. — MATIÈRE MÉDICALE. —THÉRAPEUTIQUE.—POSOLOGIE DE LA BELLADONE.

Nous nous proposons, dans ce chapitre, de faire l'exposition des diverses préparations, des modes d'administration et des doses de la belladone, adaptés au plan de thérapeutique que nous suivons dans le traitement de toutes les maladies mentionnées dans le chapitre précédent.

I.

ÉPILEPSIE ET AFFECTIONS ÉPILEPTIFORMES.

Dans cette maladie et autres contenues dans le deuxième chapitre, nous n'employons que l'extrait de belladone préparé de la manière suivante. On coupe toute la plante, feuilles et tiges, lorsqu'elle est en pleine floraison. On les fait fortement et longtemps bouillir, jusqu'à cuisson parfaite des tiges. On met en presse; on décante et on fait bouillir vivement, d'abord pour diminuer promptement le volume du liquide, et puis on termine l'opération lentement, suivant le procédé ordinaire des extraits aqueux. Cet extrait est uni et homogène, et peut se conserver plusieurs années sans moisir, ou, du moins, il ne moisit que fort peu.

Cet extrait, par simple décoction aqueuse des feuilles vertes ou sèches, diffère de l'extrait fait par le jus dépuré ou non dépuré, en ce qu'il nous a paru plus doux et moins vireux que le dernier : c'est pourquoi nous l'employons de préférence autant que possible.

Voici la formule des pilules d'extrait de belladone, suivant laquelle nous employons constamment l'héroïque solanée.

Pr. Extrait de belladone par simple décoction aqueuse, 8 grammes.
Poudre de gomme arabique, 2 grammes.
Poudre inerte, *q. s.* pour 150 pilules.

Mode d'administration. Une pilule le premier jour, deux le second, et trois le troisième, une matin, midi et soir, et une heure ou deux avant les repas. On continue ainsi si l'on n'éprouve point un trouble notable dans la vue, ou une trop grande sécheresse de la bouche ou de la gorge. Si ce trouble notable ou la grande sécheresse buccale ou gutturale se manifeste, on diminue la dose ou on cesse tout à fait pendant quelques jours. Si l'on n'observe aucune altération dans la vue, ni autres effets fâcheux, on pourra porter la dose à quatre ou cinq pilules, c'est-à-dire, à vingt ou vingt-cinq centigrammes d'extrait de belladone par jour. Mais, en général, vingt centigrammes suffisent presque toujours.

Si l'on emploie l'extrait fait par le jus dépuré ou non dépuré, on donnera les pilules à moindre dose, ou un tiers de moins environ, c'est-à-dire, deux ou trois pilules par jour, en supposant que l'on conserve la même formule et le même nombre de pilules.

II.

HYSTÉRIE ET AFFECTIONS HYSTÉRIFORMES.

Tout comme au n° I, *épilepsie*.

III.

CHORÉE OU DANSE DE SAINT GUY. — TREMBLEMENT RÉPUTÉ NERVEUX, PARTIEL OU GÉNÉRAL.

Tout comme au n° I.

IV.

COQUELUCHE. — TOUX NERVEUSE DES ADULTES. — ASTHME. — STERNALGIE OU ANGINE DE POITRINE. — HOQUET SPASMODIQUE PERSISTANT. — CONSTRICTION DE LA GORGE ET DU LARYNX. — APHONIE, ETC.

Coqueluche. Le traitement a été exposé à la page 61.

Toux convulsive des adultes. Une pilule de cinq centigrammes d'extrait de belladone, matin et soir.

Asthme ou affections asthmatiques, dyspnées choniques. Une pilule comme ci-dessus, matin et soir, et trois au bout d'une semaine. — On pourra, au besoin, les remplacer par la poudre de la racine de belladone : cinq centigrammes matin et soir. Dans tous les cas, on y ajoutera les fumigations de stramonium, à la pipe ou au cigare. — Pendant les accès, on pourra donner la potion indiquée dans l'alinéa suivant : *sternalgie*.

Sternalgie ou angine de poitrine. — Palpitations. Nous donnons ordinairement une potion composée de dix à quinze centigrammes d'extrait de belladone dissous dans cent à cent cinquante grammes de véhicule d'eaux dites antispasmodiques, comme celle de laitue, de mélisse, etc., avec un sirop approprié. — Nous nous contentons aussi quelquefois de simples pilules d'extrait de belladone, comme ci-dessus, deux ou trois par jour, de cinq centigrammes chaque.

Hoquet spasmodique persistant ou chronique. On prendra les pilules indiquées au n° I, jusqu'à trois, quatre ou cinq par jour, ou une potion calmante et antispasmodique, avec quinze à vingt centigrammes d'extrait de belladone.

Constrictions spasmodiques de la gorge et du larynx. Pilules en potion, comme ci-dessus.

V.

NÉVRALGIES. — DOULEURS NERVEUSES. — HÉMICRANIE. — MIGRAINE, ETC.

Nous employons constamment la pommade suivante :

Pr. Extrait de belladone, ⎫ 15 grammes de
Axonge, ⎭ chaque.
Mêlez exactement pour une pommade....

Mode d'emploi. Matin, midi et soir, et surtout pendant les paroxysmes de douleurs, on frictionnera les parties affectées avec gros comme une noisette de cet onguent. Chaque friction se fera pendant cinq ou six minutes, ou jusqu'à parfaite absorption. On y ajoute de temps en temps un peu de salive, pour mieux faire pénétrer dans la peau. On fera en sorte de consommer cette pommade dans l'espace de cinq ou six jours. On suspend momentanément les frictions, si la vue se trouble notablement.

VI.

CONSTRICTIONS SPASMODIQUES, OU PEUT-ÊTRE MÊME INFLAMMATOIRES OU MÉCANIQUES DES SPHINCTERS ET DES ANNEAUX MUSCULEUX ET FIBREUX. — HERNIES ÉTRANGLÉES. — ILÉUS. — CONSTRICTION ANALE. — CONSTRICTION URÉTRALE. — CONSTRICTION UTÉRINE. — RIGIDITÉ DU COL UTÉRIN. — DYSTOCIE. — PHIMOSIS. — PARAPHIMOSIS, ETC.

Hernies étranglées. Le traitement est exposé avec détail à la page 102.

Iléus. Même traitement qu'au n° VI pour les hernies étranglées.

Constriction spasmodique du rectum, avec ou sans fissure. — Crevasses hémorrhoïdales. On emploie la pommade de belladone indiquée au n° V (névralgies), soit sous forme d'onction, soit à l'aide d'une mèche introduite dans l'anus.

Constriction urétrale. — Rétention d'urine. Frictions de trois en trois heures, aux régions hypogastrique et périnéale, avec la pommade de belladone du n° V.

Constriction spasmodique et rigidité du col de l'utérus. Frictions au col utérin avec la pommade de belladone n° V, ou avec l'extrait pur.

Phimosis et paraphimosis. Onctions avec la pommade n° V, ou même avec l'extrait pur de belladone délayé dans un peu de salive.

VII.

COLIQUES NÉPHRÉTIQUES ET HÉPATIQUES.

Frictions toutes les deux ou trois heures, avec la pommade de belladone, à la région rénale souffrante, sur le trajet de l'uretère, si la douleur se fait sentir dans cette partie du bas-ventre, et au périnée quelquefois. — On donne parfois aussi la belladone à l'intérieur.

VIII.

INCONTINENCE D'URINE NOCTURNE.

Un centigramme, matin et soir, de poudre de racine récente de belladone, longtemps continué.

IX.

TÉTANOS. — CONVULSIONS PUERPÉRALES. — ÉCLAMPSIE.

Nous donnerons, si l'occasion s'en présente, l'extrait de belladone à haute dose, de vingt à trente centigrammes en vingt-quatre heures, si la déglutition toutefois est possible; ou en lavement encore s'il se peut. De plus, nous ferons faire des frictions avec la pommade ou la teinture de belladone, sur l'épine dorsale et sur les parties les plus fortement contractées. Nous y joindrons, pour plus de sûreté, les préparations opiacées.

X.

AFFECTIONS OCULAIRES. — OPHTHALMIE. — KÉRA-
TITE. — IRITIS. — HERNIE OU PROCIDENCE DE
L'IRIS. — STAPHYLÔME. — TAIES CENTRALES. —
CATARACTES CENTRALES. — NYCTALOPIE. — AMAU-
ROSE, ETC.

Dans toutes, où il y a plus ou moins de photophobie, nous employons le collyre suivant :

Pr. Eau de roses, 125 grammes.
Extrait de belladone, 2 grammes.
Dissolvez.

Pour toutes les affections oculaires ci-dessus
énumérées, voyez la page 138 et suivantes.

XI.

CANCER. — SQUIRRHES. — ENGORGEMENTS LYMPHA-
TIQUES INDOLENTS, OU TUMEURS DOULOUREUSES
SQUIRRHOÏDES, ETC.

Frictions avec la pommade de belladone. —
Emplâtre avec l'extrait de belladone, etc.

XII.

ORCHITE ET ÉPIDYDIMITE. — ENGORGEMENTS, SOIT GLANDULEUX, SOIT ARTICULAIRES.

Traitement au n° XI.

XIII.

DOULEURS RHUMATISMALES ET GOUTTEUSES AIGUËS.

La belladone sous forme de pilules.

XIV.

FOLIE.

Pilules de belladone.

XV.

COLIQUE DE PLOMB.

Idem.

XVI.

RAGE.

Pour le traitement de la rage déclarée et confirmée, voyez l'article *rage*, au chap. II.

XVII.

CHOLÉRA ASIATIQUE.

Voyez le traitement à l'article *choléra*, au chap. II.

XVIII.

LA BELLADONE COMME MOYEN PRÉSERVATIF DE LA SCARLATINE.

Voici la méthode généralement employée en Allemagne et par quelques médecins français.

On fait dissoudre quinze centigrammes d'extrait de belladone récemment préparée dans trente grammes d'eau de canelle, ou de quelque autre eau distillée, aromatique et agréable. On y ajoute deux grammes d'alcool rectifié. On donne, matin et soir, autant de gouttes de cette solution sur du sucre ou dans un peu d'eau sucrée, que l'enfant a d'années d'âge, en ne dépassant pas cependant douze ou quinze gouttes. On continuera ce remède pendant trois semaines ou un mois. Pour être à l'abri de la contagion, il faut être au moins sous son influence depuis une semaine.

SECTION DEUXIÈME.

PARAGRAPHE UNIQUE.

Nous présenterons encore ici quelques préparations de belladone, plus ou moins usitées, et que l'on peut employer avec avantage, suivant le besoin et les circonstances des temps et des lieux. Les voici dans l'ordre de leur importance.

Extrait de belladone. D'abord, pour l'extrait, qui est la préparation la plus employée, sa confection a été indiquée au commencement de ce chapitre. On sait que la préparation ordinaire se fait avec le suc dépuré ou non dépuré de la plante. Nous préférons, comme nous l'avons déjà dit, l'extrait par simple décoction aqueuse de la plante verte, comme beaucoup plus douce et moins vireuse. — On donne l'extrait de belladone à la dose de cinq à trente centigrammes en vingt-quatre heures par jour. On dépasse rarement la dose de trente centigrammes.

Poudre de belladone. La poudre de belladone, soit de la racine, soit des feuilles, est administrée à la même dose que l'extrait.

Teinture de belladone. La teinture alcoolique de belladone est préparée de la manière suivante :

Pr. Feuilles sèches de belladone, 1 partie.
Alcool (21° Cartier),   4 parties.

Faites macérer pendant quinze jours; passez avec expression et filtrez. — On donne la teinture de la belladone à la dose de dix, vingt à trente gouttes. — A l'extérieur, en friction à dose large, indéterminée.

Sirop de belladone. Il contient dix centigrammes d'extrait de belladone par trente grammes de sirop simple. On peut donner cette dose de sirop dans les vingt-quatre heures.

Infusion et décoction de belladone, de trente centigrammes à un gramme. A l'intérieur, en plusieurs fois. — Également pour lavement. Il ne faut jamais donner quatre grammes pour un lavement, comme l'indiquent, à tort, quelques formulaires. — Pour l'usage externe, on peut aller jusqu'à quinze grammes pour un litre d'eau.

Voilà les principales préparations de belladone, quoiqu'il y en ait bien d'autres encore ; mais celles que nous indiquons ici peuvent suffire dans tous les cas possibles.

FIN.

TABLE DES MATIÈRES.

CHAPITRE III.

SECTION PREMIÈRE.

PRÉPARATION PHARMACEUTIQUE. — MATIÈRE MÉDICALE.
— THÉRAPEUTIQUE. — POSOLOGIE DE LA BELLADONE,
RELATIVEMENT AUX MALADIES SUIVANTES.

SECTION DEUXIÈME.

PARAGRAPHE UNIQUE.

FIN DE LA TABLE DES MATIÈRES.

Imprimerie de P.-É. Brédif, à l'Aigle (Orne).

9 782019 241476